（写给大学生看的书）

抑郁与医学叙事

——感受语言的力量

李　静◎著

重庆大学出版社

图书在版编目（CIP）数据

抑郁与医学叙事：感受语言的力量 / 李静著. —— 重庆：重庆大学出版社, 2021.12

ISBN 978-7-5689-3035-2

Ⅰ. ①抑… Ⅱ. ①李… Ⅲ. ①抑郁症－自然疗法

Ⅳ. ①R749.405

中国版本图书馆CIP数据核字（2021）第239418号

抑郁与医学叙事——感受语言的力量

李 静 著

策划编辑：张慧梓

责任编辑：许 璐 版式设计：胡 斌
责任校对：谢 芳 责任印制：张 策

*

重庆大学出版社出版发行

出版人：饶帮华

社址：重庆市沙坪坝区大学城西路21号

邮编：401331

电话：（023）88617190 88617185（中小学）

传真：（023）88617186 88617166

网址：http://www.cqup.com.cn

邮箱：fxk@cqup.com.cn（营销中心）

全国新华书店经销

重庆升光电力印务有限公司印刷

*

开本：720mm×1020mm 1/16 印张：15.75 字数：244千
2022年1月第1版 2022年1月第1次印刷
ISBN 978-7-5689-3035-2 定价：68.00元

·序·

如何看待人的价值和尊严，是随着社会经济的不断发展，当代医学和卫生保健面临的亟须解决的问题之一，而解决该问题则需要更广阔的人类视野。语言，作为人类的基本能力之一，不仅可以帮助临床医生做出谨慎和正确的决策，而且可以帮助以大学生为主的各类人群，正确地认识自己和疗愈自身。

医学回应着他人的痛苦并为之作出不懈的努力，它肩负解除病痛、让当事人重获生命尊严的使命。我们也可以切实感受到我国医疗卫生事业呈现出的令人欣慰的活力和创造力。随着全民医保的施行，人民群众的健康有了较好保障，然而现实中也难免会有令人沮丧的问题，如优质医疗资源向中心城市聚集；中心城市的优质医疗资源又向重点医院聚集；病员向骨干专家聚集；骨干专家看病时间大幅缩短；以及医疗卫生体制中过度商业化的出现等。

人人享有卫生保健是21世纪的全球战略性目标，对提高人类的健康生活质量提出了更高的要求。与疾病、健康相关的人的精神要素更加突出，与心理因素密切相关的心脑血管疾病、癌症等跃居疾病谱和死亡谱前列，并占据相当的比例，昭示社会变革与激烈竞争迫使人们的身心健康越来越多地遭遇心理失衡的影响。时代发展的要求，提出大健康学科要兼顾各类人文学科知识（包括文学、哲学、艺术、音乐、历史等），这样才能不断地为人们提供优质的健康服务。

上百年来，抑郁症的研究和治疗充满生气，且千变万化。基于生理学基础的药物治疗，以及以神经生物学为基础的认知疗法等辅助治疗方式，都在不断深入和发展。本书提供了一个新的生命视野，即用语言艺术的方法来缓解抑郁情绪、治疗抑郁症，包括叙事疗法、表达性书写、文学艺术作品的欣赏和阅读等。

好的语言充满创造性、自我认知、对他人的理解以及深刻的审美乐趣，帮助人们重新检视生命经验，让人获得平等和尊严，深化生命体验，并具有显著的预防抑郁等心理疾病复发的效果。人们在面对生命的挑战时，其丰富深刻的内心体验往往被"抑郁"等简单的字眼取代，这样的标签不仅束缚了当事人的生命经验，同时也限制了人的自我认同。而语言作为一种创造性的表达方式，既可以帮助当事人表达他们的处境，再现他们的人生经历，也可以帮助其他人看到并关注到造成当事人困境的家庭和社会文化因素。通过语言的表达，帮助当事人重新构建生命故事，激发个人内在动力，发掘对生活的渴望，找到自己面对生命处境的崭新方式。

可以说，语言创造了一种对医学、文学和苦难都有益处的方法，即用特别的、个体化表达来表现生命本身，强调个体生命的复杂性和多元性。倾听和倾诉本身就是一种对抑郁的治疗过程和治疗结果。

在这里，我想用几句著名的诗句来进行书中主要观点的描述："冰川纪过去了，为什么到处都是冰凌？好望角发现了，为什么死海里千帆相竞？""告诉你吧，世界，我—不—相—信！纵使你脚下有一千名挑战者，那就把我算作第一千零一名。""我不相信天是蓝的，我不相信雷的回声，我不相信梦是假的，我不相信死无报应。"

因为我们已经清楚地看到，科学研究和诠释的结果，必然会受到社会因素、政治因素和个人因素的影响。科学发达了，但仍然无法治愈癌症或艾滋病；抗生素发现了，依然无法对抗细菌，各种可怕的病毒还在人和自然的有限空间中肆虐。在科学经济备受推崇的今天，贫穷、失业和经济衰退仍不断发生。

人们普遍处在压力状态和内心痛苦中。也许只有通过积极的语言叙事，大学生才可以真正地认识自己和他人，并与传统和周围世界建立紧密的联系，在语言中寻找意义，慢慢地认识到自己是谁，也慢慢地变成自己想要成为的人，真实地表达出他们对生命的态度和渴望。这可以说是医学叙事的力量，也可以说是语言的力量。医学叙事同时可使医务工作者更好地认识抑郁等各类疾病，传递知识和付出爱心，而且会带来更人道、更道德、更有效的医疗服务。

本书采用理论和实践相结合的方式来阐述观点和实践。上编主要论述抑郁与语言艺术的独特关系，重点介绍了叙事疗法、表达性书写、文学艺术创作对缓解抑郁情绪、治疗抑郁症的独到作用，并对语言艺术对抑郁症的治疗作用进行了实证调查研究。下编主要概述各种文体，包括部分经典著作对抑郁情绪的疏解和疗效，探讨各种文体能够产生疗效的原因，并引用精粹而富于感染力的语言，强化语言艺术的积极疗愈作用。

这本著作是作者多年来阅读、思考和理解（甚或为曲解）的概括，难免有谬误之处，恳请同行、专家以及热爱语言文字艺术、渴望帮助别人及自己的大学生朋友们，批评指正。

　　本书的撰写和出版，得到重庆医科大学公共卫生与管理学院和医学与社会发展中心各位领导和同仁的鼎力支持与鼓励，特此感谢！并谢谢上海交通大学医学院附属精神卫生中心研究生张浩楠，参与本书部分内容的撰写、绘图和资料整理；谢谢重庆医科大学临床医学系朱婷、儿科系华欢同学的部分供稿和资料整理，希望此书也能给你们带来安慰和力量；谢谢昆明医科大学临床医学系李云聪同学提供的绘图及部分文字撰写工作；感谢重庆医科大学社会医学与卫生事业管理专业研究生肖春的后期资料录入及部分文案工作。

　　2020 年庚子鼠年过去，特以自序。

作者　李静

2021 年春

· 导　言 ·

　　青春是人生最美好的时光，生气勃勃，热烈欢快，有着无限的憧憬，孕育着万千的可能。古今中外，无数文人为之写下了数不清的赞美华章。

青　春
席慕蓉

所有的结局都已写好
所有的泪水也都已启程
却忽然忘了是怎么样的一个开始
在那个古老的不再回来的夏日

无论我如何地去追索
年轻的你只如云影掠过
而你微笑的面容极浅极淡
逐渐隐没在日落后的群岚

遂翻开那发黄的扉页

命运将它装订得极为拙劣

含着泪 我一读再读

却不得不承认

青春是一本太仓促的书

——摘自《席慕蓉经典作品》

青春的呼唤

啊，青春，青春，你什么都不在乎，你仿佛拥有宇宙一切的宝藏，连忧愁也给你安慰，连悲哀也对你有帮助，你自信而大胆，你说："瞧吧，只有我才活着。"可是你的日子也在时时刻刻地飞走了，不留一点痕迹，白白地消失了，而且你身上的一切也都像太阳下面的蜡一样，雪一样地消灭了。

也许你的魅力的整个秘密，并不在乎你能够做任何事情，而在于你能够想你做得到任何事情——正在于你浪费尽了你自己不知道怎样用到别处去的力量。……

——那也是一场革命。业已形成的那种千篇一律的正规生活制度，一瞬间就被打破了。青春站在街垒上，它那鲜艳的旗帜在高高飘扬——无论前面等待它的是什么——是死亡还是新的生活——它将向一切致以最热烈的敬意！

现在黄昏的阴影已经开始笼罩我的生命上来了，在这个时候，我还有什么比一瞬间消逝的春潮雷雨的回忆更新鲜、更宝贵呢？

——摘自（俄）屠格涅夫《青春的呼唤》

大学生本应是最青春、最充满活力的群体，他们对世界对人生充满好奇，渴望有所作为，不负美好时光。他们感情丰富，充满强烈的求知欲，有时候甚至希望在这一阶段读完所有的书、走完所有的路、实现所有的抱负……然而，世界上没有100%的幸福，有的人无法真正享受到青春的快乐，因为无情的抑郁症病魔盯上了他们，受抑郁症困扰的人，自我感觉非常不幸福。下面这段话摘自一位大学生抑郁症患者的微信。

好想去死，我既然已经崩溃到这种地步了。最后和这个世界说声晚安吧，然后安静地死去如何。

——@ 一个丧到爆的 90 后

抑郁症（Major Depressive Disorder，MDD）已经成为严重的公共卫生问题。这些"矫情"的话可能是抑郁症患者最后的求救。抑郁症作为一种精神疾病，世界卫生组织（Word Health Organization，WHO）认为，该病给人类的身心健康带来极大的负面影响，不仅增加当事患者的巨大痛苦，同时也给家庭、社会带来沉重负担。2000 年全球疾病负担报告表明，抑郁症是全球第四大疾病负担 [1]。抑郁症往往是带来残疾的主要原因，2020 年 WHO 曾统计出全球 5%~10% 的人口受抑郁症的影响。

科学研究证明，长期弥漫性的抑郁情绪对个体的身心健康有阻碍作用，是影响现代社会人类身心健康的主要危险因素。近十年的研究报告显示，随着社会经济的高速发展，正常人群患抑郁症的比例也随之迅速增加 [2]。抑郁症每年对我国造成的总经济负担为 622 亿元人民币，直接经济负担 141 亿元人民币，间接负担 481 亿元人民币，仅次于美国 [3]。目前对世界影响最大的 10 大疾病中，抑郁症被列为第 5 位。

抑郁症不仅给社会、家庭带来沉重的经济负担，还给当事人及亲属生活方面带来严重的困难。抑郁个体往往长期情绪低落，出现失眠、食欲减退、精神不振等问题，严重者甚至出现躯体障碍，并伴有思维迟缓、工作胜任能力显著降低等表现，严重影响患者的社会功能 [4] 和当事人及家庭成员的生活质量 [5]。WHO 表示，需要重点关注的是青少年、育龄妇女（尤其是产后女性）和 60 岁以上的老年人这三类人群 [6]，他们罹患抑郁症的可能性更高。

现代社会抑郁症高发病率的原因，除了生理因素，也与人类目前所承受的高压力和社会因素密切相关。特别是近十年的报告显示，罹患抑郁症的大学生正逐渐增多 [7]。国内外研究表明，大学生抑郁的发生率明显高于一般人群，如我国大学生抑郁情绪的发生率为 13.25%~79.97%，而一般人群仅为 5%~6%；国外大学生抑郁情绪发生率为 10%~84.5%，平均流行率约 30.6%[8]，美国一般人群的抑郁情绪发生率仅为 6%~12%[9]。对于大学生来说，长期的抑郁情绪将发展为抑郁症，如果得不到治疗，会影响到他们的身体健康、学业、生活、人际交往，病情严重时还有可能出现自杀倾向。大学生是社会、民族的未来，大学生抑郁已经引起越来越多的社会和学术界的关注。

抑郁症的当事人往往会表现出悲伤、不快、自我责备、厌食、逃避、失眠，甚至有轻生行为。以显著而持久的心境低落为主要临床特征，对自己、对现实世界、对未来持消极态度，认为周围的一切都是黯淡的，对事物失去兴趣，产生"低自我评价"。帮助这样的当事人正确认识抑郁情绪和抑郁症，采取积极的应对方式，进行抑郁情绪的自我调节，减少抑郁情绪的持续发展，意义重大。

而在当前应对抑郁情绪蔓延扩展的措施（如药物、手术、电击、运动、旅游等）中，艺术治疗以其独特的理解世界的方式被广泛发掘并应用。艺术治疗包括运用各种艺术方式进行疗愈，本书主要涉及利用语言艺术进行的自我疗愈方法。语言作为人类最容易、最普遍采用的情绪表达方式，是最为普遍的自我疗愈方法之一。

西方医学奠基人希波克拉底曾说：医生有三大法宝——语言、药物和手术刀。自古以来，疗愈情绪的最佳表达方式莫过于语言。语言以其独特的优势，如交流沟通、宣泄情感、引导认知等功能，成为人们，尤其是当代大学生调节情绪的主要方式之一。科学研究证明，语言还可直接调控中枢神经，影响人的生理和免疫功能，对维护人体的身心健康具有重要作用。

因此，早在弗洛伊德时代就普遍采用了"谈话疗法"，将语言及语言艺术作为歇斯底里症的重要治疗手段，只要使那些有抑郁情绪的人将自己的负性情绪及时宣泄表达出来（而不是压抑在内心），当事人的心理状态和身体状态就会随之好转。

阅读，也常用来调节抑郁情绪。"登山则情满于山，观海则意溢于海"，好的语言文字，像朗朗星辰镶嵌于天空。眼睛看到的是无尽的美好事物，留驻于心的是深刻的认知和美好的情感。语言，让人们感受彼此的情绪，倾听彼此的观点，从而相互理解。语言，也蕴藏着丰富深刻的知识，引领人们观山越海、徜徉古今，听悦耳的珠玉之声，感受人类如大海般的博大胸襟，以及阅尽世事的沧桑波澜。触景而生的感情，平时积聚的情绪，透过语言，通过文字，得以宣泄和疏导，并成就美好的意境和意象，使人豁然开朗或深刻反省，不至于被生活长期压抑，在人与天地万物间得到自我身份的认证，获得生活的勇气和力量。

好的语言文字，使人产生认同、净化、领悟的高峰体验，能改变人的认知、调节人的情绪和弥补人的精神缺陷。法国作家雨果曾说过："书籍是改造人类灵魂的工具，是滋补光明的养料。"通过阅读书籍上的语言文字，当人们在遇到悲伤、郁闷等情绪的时候，既可以找到解决问题的方法，也可以得到心灵的抚慰，从而化解在生活重压下的郁闷情绪。

其实很多人在情绪低落的时候，都会有意或无意地选择用语言文字的方式来调节自己的情绪，这大概是人不同于动物的根本之处吧。中央电视台著名主持人白岩松在年度演讲《对白》中坦言曾患过抑郁症，他说："读书帮了我非常大的忙，读书是在读自己和提升自己，我在读书，我在想明白越来越多的事情，那就好多了。"

而那些善于用语言文字进行书写的人，写作时将情感一泻千里，既增强了作品的感染力，又宣泄、抒发了胸中郁积之情。善于利用语言文字抒情，就是善于寻找宣泄、抒发感情的艺术表达方式，会达到更好的缓解抑郁的疗效。

因此，语言文字是人类战胜抑郁的有效手段之一，对提高人类生活质量、丰富人类的精神世界、创造人类美好的精神家园起到积极的作用，值得我们进一步深入研究和探索。

目 录
CONTENTS

上编　抑郁与语言

下编　抑郁与文体

上编
抑郁与语言

·第一章　抑郁与语言艺术·

从前慢

木　心

记得早先少年时 大家诚诚恳恳

说一句 是一句

清早上火车站

长街黑暗无行人

卖豆浆的小店冒着热气

从前的日色变得慢

车，马，邮件都慢

一生只够爱一个人

从前的锁也好看

钥匙精美有样子

你锁了 人家就懂了

——摘自木心《云雀叫了一整天》

如果以心境平和稳定作为"情绪"这一条数轴的原点，那么正轴是兴奋，负轴是低落。人生是不断前行的过程，我们的情绪也是一个动态变化的过程。健康的情绪应该是在一个不损伤身心健康的稳定区间内正常波动。

　　情绪如果过度兴奋，就会像清代小说家吴敬梓创作的讽刺小说《儒林外史》中描写一朝中举后的范进，便是"发疯"，如报录人所说的"因欢喜狠了，痰涌上来，迷了心窍……"：

　　范进不看便罢，看了一遍，又念一遍，自己把两手拍了一下，笑了一声，道：噫！好了！我中了！说着，往后一跤跌倒，牙关咬紧，不省人事。老太太慌了，慌将几口开水灌了过来。他爬将起来，又拍着手大笑道：噫！好！我中了！笑着，不由分说，就往门外飞跑，把报录人和邻居都吓了一跳。走出大门不多路，一脚踹在塘里，挣起来，头发都跌散了，两手黄泥，淋淋漓漓一身的水。众人拉他不住，拍着笑着，一直走到集上去了。众人大眼望小眼，一齐道：原来新贵人欢喜疯了。老太太哭道：怎生这样苦命的事！中了一个甚么举人，就得了这个拙病！这一疯了，几时才得好？娘子胡氏道：早上好好出去，怎的就得了这样的病！却是如何是好？众邻居劝道：老太太不要心慌。我们而今且派两个人跟定了范老爷。这里众人家里拿些鸡蛋酒米，且管待了报上的老爹们，再为商酌。

　　当下众邻居有拿鸡蛋来的，有拿白酒来的，也有背了斗米来的，也有捉两只鸡来的。娘子哭哭啼啼，在厨房下收拾齐了，拿在草棚下。邻居又搬些桌凳，请报录的坐着吃酒，商议他这疯了，如何是好。报录的内中有一个人道：在下倒有一个主意，不知可以行得行不得？众人问：如何主意？那人道：范老爷平日可有最怕的人？他只因欢喜狠了，痰涌上来，迷了心窍。如今只消他怕的这个人来打他一个嘴巴，说：这报录的话都是哄你，你并不曾中。他吃这一吓，把痰吐了出来，就明白了。众邻都拍手道：这个主意好得紧，妙得紧！范老爷怕的，莫过于肉案子上胡老爹。好了！快寻胡老爹来。他想是还不知道，在集上卖肉哩。又一个人道：在集上卖肉，他倒好知道了；他从五更鼓就往东头集上迎猪，还不曾回来，快些迎着去寻他。

　　反之，若情绪长期过度低落悲伤，持续地在心里滋生，久而久之也会使身心健康受到严重损害，如曹雪芹笔下的林黛玉，最终香消玉殒，令人扼腕叹息。"一部《红楼梦》，经学家看见《易》，道学家看见淫，才子看见缠绵，革命家看见排满，流言家看见宫闱秘事"[10]，但总也不能忽略了作家曹雪芹赋予林黛玉的清愁与忧郁，这样的清愁与忧郁直接导致了"黛玉之死"，然而，也正是林黛玉这份独有的"质本洁来还洁去，强于污淖陷渠沟"的清愁与忧郁，成就了下面这曲感人肺腑的千古绝唱。

葬花吟

花谢花飞花满天，红消香断有谁怜？

游丝软系飘春榭，落絮轻沾扑绣帘。

闺中女儿惜春暮，愁绪满怀无释处。

手把花锄出绣帘，忍踏落花来复去。

柳丝榆荚自芳菲，不管桃飘与李飞；

桃李明年能再发，明年闺中知有谁？

三月香巢已垒成，梁间燕子太无情！

明年花发虽可啄，却不道人去梁空巢也倾。

一年三百六十日，风刀霜剑严相逼；

明媚鲜妍能几时，一朝漂泊难寻觅。

花开易见落难寻，阶前愁杀葬花人，

独倚花锄泪暗洒，洒上空枝见血痕。

杜鹃无语正黄昏，荷锄归去掩重门；

青灯照壁人初睡，冷雨敲窗被未温。

怪奴底事倍伤神？半为怜春半恼春。

怜春忽至恼忽去，至又无言去未闻。

昨宵庭外悲歌发，知是花魂与鸟魂？

花魂鸟魂总难留，鸟自无言花自羞；

愿侬此日生双翼，随花飞到天尽头。

天尽头，何处有香丘？

未若锦囊收艳骨，一抔净土掩风流。

质本洁来还洁去，强于污淖陷渠沟。

尔今死去侬收葬，未卜侬身何日丧？

侬今葬花人笑痴，他年葬侬知是谁？

试看春残花渐落，便是红颜老死时；

一朝春尽红颜老，花落人亡两不知！

——选自清代文学家曹雪芹的小说《红楼梦》第二十七回

　　因此，我们需要正确认识抑郁情绪。正是这满纸"辛酸泪"的语言表述，借花谢花飞的画面，不仅抒发了浓烈而忧伤的情绪，而且展示了在冷酷现实摧残下，以林黛玉为代表的这类柔弱而美丽女子的悲伤与忧愁，表现了她丰富的心灵世界的同时，更表达了她在生死两难、爱恨交集中所产生的强烈生命体验。这样的语言，既充满着深深的忧郁，又充满着感人肺腑的力量，从而达到了有力地控诉摧残自然界一切美好事物的社会黑暗势力的目的——"一年三百六十日，风刀霜剑严相逼"。从伤春到感怀，从感怀到控诉，从控诉到自怜——"侬今葬花人笑痴，他年葬侬知是谁？"，从自怜到向往，从向往到失落，从失落到绝望——"一朝春尽红颜老，花落人亡两不知！"，林黛玉的情感随着诗句流露，表达了无尽的哀愁与忧郁，但更加突出了她坚守出淤泥而不染的美好品格，其忧郁而深刻的情感，使这首诗充满了强烈的艺术感染魅力。

　　从另外一方面来看，抑郁情绪在人类创造高度精神文明的历史进程中并不全然是坏事，在一定程度上对人类自身成长是有帮助的，且往往成为创作艺术精品的深刻思想和精神源泉，而这样的抑郁情绪又和语言叙事是紧密相连的。司马迁在《报仁安书》写道："文王拘而演《周易》；仲尼厄而作《春秋》；屈原放逐，乃赋《离骚》；左丘失明，厥有《国语》；孙子膑脚，《兵法》修列；不韦迁蜀，世传《吕览》；韩非囚秦，《说难》《孤愤》；《诗》三百篇，大抵圣贤发愤之所为作也。"中国宋代大词人苏轼曾说"诗人例穷蹇"，大文学家欧阳修所说的"诗穷而后工"，都是指人在忧愤、抑郁状态时，具有更大的创造力和想象力，语言是最有力的载体之一，承担着人类不断思索的社会责任和使命，表达着值得信赖、富有情感的终极人文关怀。人类亦借助语言等艺术形式理解自己和世界，借此挺过现实与理想的重重矛盾，展现人类战胜命运的强大想象力和顽强生机[11]。

《周易·系辞下》："穷则变，变则通，通则久。"抑郁，换一个角度，也是人类保护自身的有效手段之一。精神分析学派创始人弗洛伊德认为，在促使人积极地思考和解决问题的动力中，也包括适度的紧张和焦虑感。情绪将生理内驱力放大，成为驱使人类行为的强大动力。如果没有抑郁，面对不可逆转的自然社会力量，人类的命运极有可能被改写。

下面这首《冬眠》的歌曲，写作动机也许是因失恋引起的抑郁情绪，但其语言却体现出了失恋后的缠绵诗意，充满对美好往昔的深切怀念。正如歌词所写，失恋了的人就像冬眠的动物一样，为了适应外界极端的不良环境，熬过漫长抑郁情绪状态，只好选择怀揣美好梦想，让自己的身心好好休息一下，进入类似于"冬眠"的状态，为身心康复创造必要的条件。

冬　眠

你看啊春日的蝴蝶

你看它颤抖着飞越

和风与暖阳倾斜

与冰冷的季节

你看啊仲夏的弯月

你看它把欢愉

倒挂天际的笑靥

故事里的最后一页

过往和光阴都重叠

我用尽所有字眼去描写

无法留你片刻停歇

你听啊秋末的落叶

你听它叹息着离别

只剩我独自领略

海与山 风和月

你听啊冬至的白雪

你听它掩饰着哽咽

在没有你的世界

再没有你的冬眠

根据现代生物—心理—社会医学模式，产生抑郁情绪，发展成抑郁症，最终导致自杀等，都有其深刻复杂的生理、心理和社会因素。有关抑郁的理解和研究，在科学艺术创新、维护人类身心健康和社会功能稳定等方面，发挥着不可忽视的作用。这些都提示我们应正确认识抑郁情绪及抑郁症，以及该如何采取更好的方式（包括艺术）进行预防和治愈，积极激发人类的创造力和想象力。

第一节 抑郁的"古今中外"

在讲抑郁情绪前，我们先来看一段小故事。林肯作为美国历史上最伟大的总统之一，身处南北内战的激烈动荡时期，身心所承受的压力早已超过正常人所能承受的范围，而语言的积极暗示作用成为他拯救自己的有效手段之一。与其他抑郁寡欢的人相比，这位伟大的总统积极地寻找、尝试和探索着自我调整与战胜抑郁的方法。他将报纸上刊登的人们赞美他的报道剪下来整理成小册子，随身携带，心情压抑之时就看一下自己整理的小册子，上面有许多振奋人心的语言，让他看到了重压之下的希望，在坚持了一段时间积极语言的鼓励和支持后，林肯又重新找回了自信，战胜了抑郁症[12]，这就是语言的力量[13]。

而这种语言的力量，从科学上也得到证实。有心理学专家将抑郁形象地描述为：原始的土著男女为了逃避自然里极端的天气、大型的动物，以及其他不利于生存的状况，而躲进了黑黑冷冷的洞穴，即使在洞穴里将要忍受着饥饿、恐惧，但他们仍然觉得洞穴是最安全最好的地方。生理学家则认为，机体的一切调节活动，最终的生物学意义在于维持内环境的稳态，一旦人体的调节能力无法维持内环境的稳态，就会引起细胞的新陈代谢障碍，进而导致各类疾病，包括身心疾病，比如抑郁症，这些身心疾病的发生与生物、心理、社会都有关系。据说林肯的抑郁症除了他自身面临的巨大身心压力，还与他长期服用的一种药物有关。这种蓝色药丸的主要成分是大自然唯一呈液态的金属——汞，当时人们认为含有汞的药物可以治疗抑郁、便秘等痛苦。但有学者曾言："如果他继续服用那些药片，林肯不会具有那样的能力。这种能力对于内战的结束至关重要。"可见，同样面对抑郁，语言的力量在一定程度上起到药物所达不到的效果。

从林肯写给友人的信中所提及的话语，我们可推测这位伟大的总统当时严重的抑郁心态，他主观地认为自己成了活着的人中最痛苦的一个，如果把他的个人感受平均分配到世界上每个家庭中，这个世上将不会有一张笑脸。他还非常不确定自己是否能好起来，甚至极端地认为，或者死去，或者好起来。而林肯的搭档和他的一些朋友同事所言也证实了这一情况的严重性。很明显，19世纪50年代，"林肯的潜在行为发生了根本性的变化。他变得易怒而且时常发火，经常莫名其妙""带着凝重和愤怒的苍白""他是如此地生气，以至于他变得像一个失去控制的魔鬼"。然而这位废除黑人奴隶制的伟大美国总统，最终将语言作为强大的支撑力量之一，摆脱了病魔的控制，正如他所写的《葛底斯堡宣言》，既激励了自己，也激励了更多饱受内战折磨的痛苦的心灵，成就了伟大的解放黑奴事业。

一些社会学家认为，抑郁在保护人类心理健康方面起到调节作用，抑郁症是自然界普遍存在的一种生理的保护——撤退机制，通过"撤退和静止"的方式，如同动物的冬眠作用一样，保护自己免受伤害。当然，大部分的学者还是同意：长时间没有减退甚至给人的正常生活带来阻碍的病态抑郁，需要接受医学或心理学上的治疗，否则将给人们的健康带来严重的影响。

无论认为抑郁是正常情绪的一种消极化改变，还是学术界存在的"抑郁就是生物性精神错乱"的观点，都认可抑郁情绪的确存在积极和消极的两面性。

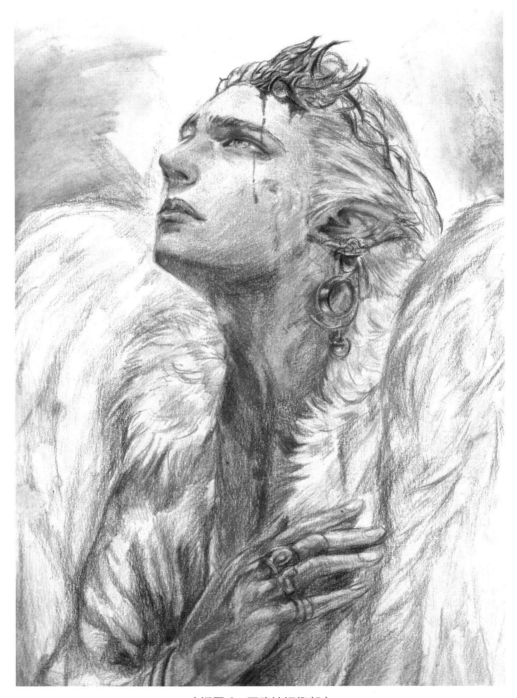

（插图 1：正确认识抑郁）

李云聪临摹

直至今日，不论从生物学还是社会心理学角度，关于抑郁症的研究仍然是值得挑战的重要课题。

古今中外的文人墨客和艺术创作者，对于抑郁症可谓又爱又恨。他们中很多人饱受抑郁的折磨，有人为之郁郁而终，同时这些艺术家又在抑郁的状态下，创作出了非常优秀的艺术作品。如创作了《老人与海》的海明威、写下了《撒哈拉的故事》的三毛以及《雪国》的作者川端康成，他们在心情抑郁时创作的文学作品，却激励、温暖、抚慰着人类的心灵，让人们在艰苦磨难中继续前行。

第二节　抑郁的概述

一、抑郁症的定义与相关名词

如果正在阅读本书的你，是一位张国荣的粉丝，也许你曾经在悼念他的海量帖子中读到过他的自传："我想我可能患上了抑郁症，至于病源则是对自己不满，对别人不满，对世界更加不满……我一生没做坏事，为何这样？"

据说在他坠楼之前，曾写下类似的话语：多谢各位关心他的亲朋好友，以及对他进行长期治疗的医生、教授，这一年来过得很辛苦，但Depression（注：抑郁症）已经使自己不能再忍受了。后来张国荣的大姐张绿萍曾出面证实，弟弟生前的主治医生写给自己的信中有一段："抑郁症有两种，一种是Clinical Depression（注：临床抑郁），因为脑部里面化学物质不平衡了，是生理上的；另一种就是大家明白的有不开心的事导致的；张国荣是第一种（生理上的抑郁症）。"[14]

因此我们有必要了解一下抑郁症的相关症状。阿伦·贝克（Aaron T. Beck）曾在自己的著作《抑郁症》中提到，抑郁症状在临床上分为核心症状、心理症候群以及躯体症状群三个方面。

核心症状包括显著而持久的情绪低落、抑郁悲观和兴趣减退。你或许会因为某次考试失利、面试失败等而感到情绪低落，产生诸如"哎，我还没达到想象中的优秀"的想法，这样的情绪波动会随着时间消退，或者只要饱餐一顿、进行一些运动等就会慢慢消退。但你也会发现，抑郁的朋友，他的烦躁情绪、沮丧情绪比你更加明显，持续时间更长，他们时刻感到忧愁和悲伤，甚至长时间不能缓解，同时伴有对自我认识的消极情感，认为自己"一无是处"。

又或者，你会发现身边的某位同学会突然表现出明显的对自己不满意（而这种不满又与客观事实完全不符），可能是在活动中缺少责任心或更加沉溺在消遣中，有时可伴有对他人兴趣与依恋减少。比如，你会发现你一个平时特别喜欢健身的同学，突然变得懒散不爱运动，对以前感兴趣的活动提不起兴趣。

抑郁症的心理症候群则包括思维迟缓（精神运动性迟滞或激越），认知功能受损，形成对自我的负性认知模式，常常自责自罪，行为焦虑，认为自己失去了对生活的掌控能力，甚至产生自杀观念等。请尝试着进一步和抑郁的朋友交谈，若是你足够细心，你会发现他往往会否定他自己在意的一些个性或特征，他在言语中流露出对自我角色、价值的消极评价，也对自我形象有一定的扭曲。若是你们聊到了未来或一些事件的后续发展，也许他看事物会与你不同，他总是去看事物消极与黑暗的一面，而不愿考虑事物积极与阳光的一面。同时，他在做一些抉择之时，可能会让你有所困扰，因为他或多或少有些优柔寡断。

在抑郁症动力性表现上，当事人总会有意识地奋斗，有着迫切想要改变现状的愿望，但又往往表现出丧失积极动力的状态，他们更多地选择逃避或者躲藏。与此同时，请你警惕他是否存在自杀的念头。约 15% 的抑郁症患者死于自杀[15]。自杀与抑郁息息相关，许多人常常因为抑郁严重而周围人没有觉察，自行结束年轻的生命。

躯体症状方面，平时生活里，你可以观察到情绪抑郁的人，他们在病情初期常常会出现食欲的缺乏，在恢复阶段，食欲又可以慢慢恢复。睡眠紊乱、疲累、性欲减退等也是当事人可能会出现的临床躯体性症状[16]。

二、抑郁症的描述性定义

从阿伦·贝克的《抑郁症》一书的描述可见，抑郁症有如下几个特征：

1. 心境低落，悲伤、孤独、冷漠的情绪持续反复交替。

2. 自我评价消极、不合实际，且伴有自我责备和自我怪罪。

3. 反复出现的退行性或自我惩罚的想法：逃避、躲藏、死亡。

4. 植物神经紊乱：厌食、暴饮暴食、失眠、性欲缺乏等。

5. 迟缓或急躁的躯体或心理活动改变。

我们姑且不论以上描述是否完全正确，但确实表现了抑郁时的几个显著特征，如电视剧《延禧宫略》中"富察皇后之死"就可以较好地说明这一点。

（当晚圆月凌空，月色正明，紫禁城在月华下依然华严肃穆，凄清的月光下，痛失爱子的富察皇后没有任何妆扮，虽然她依然美丽如初。她静静地赤脚走上皇城的顶端，纵身一跃，离开了毫无眷恋的人间。）

我这一生，犯了无数的错。生在富察家，天性不爱拘束，偏偏嫁入皇室，成为大清皇后，此为一错。

成了六宫典范，从了体统规矩，依旧留恋过去，大梦不醒，此为一错。

失了真正的自己，做了牵线木偶，却贪恋儿女情长，寄望得到皇上的爱，此为一错。

生下永琏永琮，却根本无力保全，以至痛失爱子，实在枉为人母，此为一错。

天家本就无情，被森严的礼教束缚，却妄想着君王有情，全不知人心险恶、天道残忍！一而再再而三地遭到背叛，一步错，步步错啊！皇上，你说得对，我不是一个好皇后。

——摘自东阳欢娱影视文化有限公司出品的《延禧宫略》

这部电视剧用影视语言为我们揭示了抑郁的另一面，即抑郁症的产生并不完全是个人的原因。抑郁背后有着深刻的社会心理因素。从上面的台词中，我们体察到一个美丽、善良的女性所承受的巨大的生理、心理和社会压力，正是在这种压力无从排解的情况下，导致了富察皇后在封建专制的迫害下，无力反抗而最终抑郁自杀的悲惨结局。她认为自己不是一位好皇后、好母亲；因不是好妻子而怪罪自己——失去了曾经那个热爱自由、相信爱情、拥有强大自我保护能力的自我。然而这一切悲剧背后的真实原因是残酷的、杀人的封建皇权制度，作为个人的富察皇后根本无力反抗，也没有任何人和社会关系给予她及时的保护和救助，最终导致了她选择决绝离去的悲惨结局。

可以说，抑郁症的发病原因是复杂多样的，有时候社会环境因素是最主要的诱因——剧中残忍的封建专制制度对人身自由的剥夺（生在富察家，天性不爱拘束，偏偏嫁入不得人身自由的皇室）、心理因素（人人都难以忍受的痛失爱子、遭受爱人背叛的痛苦），加之生理因素（产后身体虚弱）等，导致了这位美丽善良的女性之死。

三、抑郁症患者认知内容的具体表现

阿伦·贝克在《抑郁症》一书提到抑郁症患者往往存在认知偏差，认知偏差常常导致多种负面感受，比如：

1. 低自尊。抑郁症患者一般会不切实际地贬低自己。例如一位杰出的学者怀疑他的基本智力；一位长相英俊的大学生坚持认为他的外表有很大缺陷；一位成功的教师坚信自己没有教好每一个学生。较低的自我评价使抑郁症患者倾向于放大自己所有失败和缺点，轻视或忽视所有自己独具的能力、美德、魅力和健康。而且患者常将自己与他人做不适宜的比较，从而构成了他们的低自尊，认为自己不够聪明、效率低、没有吸引力、缺乏能力或是不够成功，并几乎一致地认为自己是较差的那一个。

2. 剥夺感。在某些抑郁症患者身上，我们可以看到与低自我评价类似的强烈的剥夺感。他们常说在与朋友或是其他人的相处过程中，自己是孤独的、多余的和不招人喜欢的，而且这种孤独感让自己难以忍受并想永远地逃离，表现出沉默寡言、喜好孤独。

3. 自我批评和自责自罪。通过观察，我们会发现抑郁症患者认知中，最不缺乏的就是自我批评和自责自罪。该主题是将责备完全指向自己，产生自责自罪的心理，并进行不断的自我批评。如一位大学男生平时成绩优异，但突然觉得自己做事拖拉、成绩不如他人，而事事陷入自卑，从而觉得自己什么也做

不好，产生逃避的心理。

4. 夸大问题和责任。抑郁症患者有些表现，从表面上看来尤其令人困惑。如放大问题或责任，从而伴随抑郁和焦虑。可当他们未处于抑郁状态时，一般都会认为这些问题或责任没有那么重要。一位患抑郁症的女大学生，觉得期末考试的每一门课都需要好好地复习，由于夸大了问题过分焦虑，反而什么功课也学不了。事实上，一旦她真正开始了复习，没有几天她就完成了应该复习的内容。

5. 自我控制和禁令。有学者认为，抑郁症患者内心住着一个严格的自我监控者，让他们强迫自我或催促自己去做某些事情。即使对于此人来说，完成这些自我指令是不切实际、不需要或是不可能的，他还是会不停地催促自己去做。他们经常用"应该"和"必须"来衡量相互排斥的问题。如一位女大学生说，在几分钟之内，她脑海里有很多非做不可的想法，如打扫房间、减肥、看望生病的朋友、协调朋友关系、找到一份兼职工作、参加一个英语学习班、在学校社团活动中表现得更加活跃，以及开始整理她冬天的衣服等。

6. 逃避现实和自杀观念。对待现实问题，抑郁症患者认为自己处在绝境，对生活失去掌控，由此产生懒散、消极的情绪，经常想要逃避、躲藏，甚至产生自杀的念头。他们认为自己软弱无能，所面临的任务是沉重而艰巨的。因此，他们产生了从"无法解决"的问题中逃离的想法。有的长时间呆卧在床上，有的则想永远离开。

现代医学模式强调抑郁症发病的深刻的生物、心理、社会因素，并且更关注三者之间的相互影响和作用，由此试图寻找不同情况下，制定针对抑郁症最佳的治疗策略。

四、关于抑郁症在生物—心理—社会医学模式下的积极探索

关于抑郁症的发病原因与发生机制的研究，一直都受到广泛的关注。学者们对抑郁症从生物学、社会家庭及个性心理学等方面进行了广泛而深入的研究，以此制定了相应的预防和治疗策略。近十年来，随着分子生物学和分子免疫学的发展及应用，人们逐步认识到神经、免疫、内分泌三大系统生命活性物

质及其受体在生物进化和种系发生上具有保守性。可以说，生物学因素在抑郁症发作中也许起到了主要的作用，而心理社会因素即精神刺激可能起到诱发作用。抑郁是机体作为整体，接受内外环境的各种压力和挑战超过其承受能力时出现的应答反应。

例如许多当事人都受到身体病痛的困扰，与之相伴的是不可避免的抑郁等负性情绪，但又正是这种感觉无出路的情绪，促使他们发现只有通过语言才能够得到缓解，升华对生命和生活的更为深刻的理解，达到与自我、与无常的命运和解或抗争的结局。

因为疾病和其他社会心理因素，往往使当事人感到特别压抑和痛苦，又无力摆脱。但通过语言的倾诉和倾听过程，可以参透到许多人无法理解到的人生至理，保持精神放松，加深对生活的理解，同时得到某些启发和顿悟。

有的作家在长期的病痛中，参悟到每个人都要体验到死，却无法总结死的感受[17]，而病是生与死的过渡，于是用医学叙事的方式参透人生的一堂堂哲学课。其中有代表性的作家史铁生曾说道："如果能迅速治愈当然最好，一时半会儿治不好就与病和平相处。当然，忍受折磨要认定是天意，所以用乐观心态承受。每病一次都好像是小小地死过了一次，这会让你感觉到，生命原来是如此短暂，身体的健康原来是如此的珍贵。不过，倘若不是生病，一般人还真的很难体会到人的脆弱和凄凉呢。当然，这种体验对自己的写作也是很有帮助的。"

史铁生通过语言，释放了他病后依靠轮椅生活的身心痛苦，书写自己苦难的同时，充满着对人生、对命运的深刻思考，并在极度痛苦抑郁中找到一种平衡："既然明白了死是一件不必急于求成的事，就要好好活下去。"虽然史铁生给自己的人生做了这样一个定义"职业是生病，业余在写作"，但他的作品却让更多的人感受到生命的力量、活下去的勇气，以及健全的思想和丰满的感情。下面的文字便是他在长期病痛和抑郁中写下的，充满着丰沛的人生情感与生命智慧：

　　不过，但凡游历总有酬报：异地他乡增长见识，名山大川陶冶性情，激流险阻锤炼意志，生病的经验是一步步懂得满足。发烧了，才知道不发烧的日子多么清爽。咳嗽了，才体会不咳嗽的嗓子多么安详。

——摘自史铁生《病隙碎笔》

　　梦想使你迷醉，距离就成了欢乐；追求使你充实，失败和成功都是伴奏；当生命以美的形式证明其价值的时候，幸福是享受，痛苦也是享受。

——摘自史铁生《灵魂的事》

　　死不足惜，关键是活着。一个正常人的死，并不比一个残疾人挣扎着活下去更难思议。不幸的人挣扎地活着是生与死的较量证明着生。生命之美不在于一副完好的身躯。也不在乎生与死。死是容易的，活着却是难的。

——摘自史铁生《史铁生文集》

　　我一直要活到我能够历数前生，你能够与我一同笑看，所以死与你我从不相干。

——摘自史铁生《永在》

　　人的命就像这琴弦，拉紧了才能弹好，弹好了就够了。

——摘自史铁生《命若琴弦》

　　人们之所以需要戏剧，是需要一处自由的时空，需要一回心魂的酣畅表达，是要以艺术的真去反抗现实的假，以这剧场中的可能去解救现实中的不可能，以这舞台或银幕上的实现去探问那布满于四周的不现实。

——摘自史铁生《病隙碎笔》

　　先别去死，先试着活一活看。

——摘自史铁生《命若琴弦》

　　另一位具有代表性的作家是俄罗斯大文豪陀思妥耶夫斯基。癫痫伴随陀思妥耶夫斯基这位伟大文学家的一生。托马斯·曼（Thomas Mann）曾经在《评陀思妥耶夫斯基——应恰如其分》一文中写道："毫无疑问，尽管这疾病是那样威胁着陀思妥耶夫斯基的智力，他的天赋却是和这疾病紧紧地联在一起并且染上了它的色彩……"也就是说，癫痫病所带来的抑郁对俄国十九世纪末著名的文学家陀思妥耶夫斯基的文学创作产生了巨大的影响[18]。

　　癫痫发作常常引发的幻觉及情感变化深深地影响着陀思妥耶夫斯基，也昭示着病痛中人所蕴含的巨大艺术创造力。后人这样评价陀思妥耶夫斯基：之所以他的作品能涉足于一般人无法涉足的心理体验，也许正是因为他自身深重的苦难，使他比一般人更知道人生的奥秘。令人赞叹的是，他像很多艺术家一样，把威胁生命的疾病变成了自己宝贵的精神财富。病痛给予他独特的对世界、对人生的观察视角，从而形成了他独特的创作倾向。《死屋日记》《罪与罚》《赌徒》等优秀作品，便写作于陀思妥耶夫斯基贫病交迫、精神苦闷的逆境中。基于自身精神和肉体的痛苦体验，作家在小说中的描写比一般人写得更深刻、更发人深省、更令人感动。托尔斯泰认为，"艺术是这样一项人类活动：一个人用某种外在的标志有意识地把自己体验过的情感传达给别人，而别人为这些感情所感染，也体验到这些感情。"[19]

　　陀思妥耶夫斯基艺术成就最高的作品之一《卡拉马佐夫兄弟》，就是作者在历经家庭的磨难和自身苦难的深刻体验基础上完成的。他十六岁时母亲病逝，十八岁时父亲又因不明原因突然去世（多种流言中甚至有指责陀思妥耶夫斯参与了对父亲的暗害），二十八岁时被捕判处死刑，赦免后流放西伯利亚近十年。无尽的磨难，使他的健康状况每况愈下，癫痫病几乎一周一次的发作，却又让他每一次从痛苦的抽搐中醒来。正是在这样的苦难中，他写作出了《卡拉马佐夫兄弟》。

　　陀思妥耶夫斯基一部部无与伦比的社会小说、哲理小说，凝聚了他对人的命运、俄罗斯的命运、全人类的命运长期的痛苦和常人无法表达的深刻思考。他说"我只担心一件事：我怕我配不上我所遭受的苦难"。

　　也许有人无法想象陀思妥耶夫斯基的一生，亲历贫穷、监禁、流放、负债、疾病的痛苦，如同他笔下的人物，历经坎坷、受苦受难。然而，人类又何其有幸，陀思妥耶夫斯基在抑郁苦闷中所留下的俄罗斯民族宝贵的精神财富，也是世界人民的精神食粮。陀思妥耶夫斯基的语言往往让人感到深刻的幸福、美好，直击人类灵魂最深之处。

我还没有尝过幸福的滋味，至少不曾有过我朝朝暮暮所幻想的那种幸福。我一直在盼着它。

当我十岁那年，冬天，我常常喜欢闭上眼睛，想象着一片树叶——绿油油的，亮晶晶的，上面有叶脉，阳光在闪耀。我睁开眼睛，都不敢相信，因为这太好了，于是又闭上了眼睛……树叶是好的，一切都好。

我就从这里动身：我也知道我这不过是走向坟墓，只不过这是走向极其珍贵的坟墓，如此而已，在那里躺着些珍贵的死人，每块碑石上都写着那过去的、灿烂的生命，那对于自己的业绩、自己的真理、自己的奋斗、自己的科学所抱的狂热的信仰。我早就知道，我会匍匐在地，吻那些碑石，哭它们，但同时我的心里却深知这一切早已成为坟墓，仅仅是坟墓而已。我哭泣并不是由于绝望，而只是因为能从自己的泪水中得到快乐。我爱春天带着滋浆的嫩叶，我爱蔚蓝的天，如此而已！这不是理智，不是逻辑，这是出于心底、发自肺腑的爱，爱自己青春的活力。

这是陀思妥耶夫斯基留给后人的睿智的语言，既充满有生之年的不幸回忆与抑郁，也给予后人能够美好地生活下去的种种期许和动力。因此弗洛伊德认为艺术家正因为受到身心疾病的困扰而创作出深刻的艺术作品[20]。

尽管抑郁症的病因目前并不明确，但可以肯定的是，发病危险因素涉及生物、心理和社会等多方面。例如：遗传与素质、社会与文化背景、个体的生活史，特别是人际关系及其积累的作用，促使疾病发生和持续的直接环境影响等。生物、心理与社会环境等诸多因素参与了抑郁症的发生、发展过程，因此根据对病因的分析，在制定防治措施时，除了考虑专业的心理治疗、药物治疗、心理咨询等，还应该考虑多方面的因素，包括运用语言艺术的创造性活动——叙事治疗、表达性书写、文学艺术欣赏与创作活动等。

第三节　抑郁的艺术治疗

意大利电影理论家乔托·卡努杜（Ricciotto Canudo）的《第七艺术宣言》中，将艺术分为建筑、音乐、绘画、雕塑、诗、舞蹈与电影。现代艺术理论又在第七艺术的基础进一步丰富了艺术的内涵，大致将艺术分为八个类别：文学、书画、音乐、舞蹈、雕塑、戏剧、建筑以及电影。其中，文学是语言文字的艺术。

可以说，文学是唐诗宋词元曲，亦是泰戈尔最远的距离；她一会儿化为麦琪的礼物，一会儿化为黛玉所葬的落花；她在灰姑娘遗落的舞鞋中，也在山鲁佐德一千零一夜的故事里；她归隐于先秦诸子散文的竹简，又在朱自清的匆匆岁月里流逝；她喜欢躲在假借虎威的狡猾狐狸身后咯咯大笑，又在狼真的来了后唉唉叹息。

文学丰富了人们审美的感受，延长了有限的生命时间，同时将每一个时刻都蕴含着深刻的哲理，影响着人们的行为、情绪与认知。正如文学家、翻译家傅雷所言：“如果最高的情操没有完美的形式来做他的外表，那么这情操就没有激动人类心灵的力量。”所以通过艺术的多种方式来进行治疗，得到越来越多致力于治疗抑郁的学者们的青睐。“每种艺术，每种哲学，都可以看作服务于生长着、战斗着的生命的药剂和辅助手段，它们始终以痛苦和痛苦者为前提。”尼采的这句话，正是艺术可以作为一种治疗手段，走进痛苦的、抑郁的人们的内心，从而帮助他们重拾美好生活的佐证。

艺术藏在原始社会的迥异瑰丽的壁画中，藏在古今中外千古流芳的文学艺术作品中，藏在电影胶片里，也藏在每个人的灵魂最深处。艺术表现的方式即审美形象，是情感体验与逻辑认知的统一，给予人们感性与理性相结合的审美感受和艺术追求。

如 2000 年台湾导演杨德昌执导的电影《一一》里的一句著名台词“电影

发明以后，人类的生命比起以前至少延长了三倍"，深刻地阐释了电影是艺术的电影，电影也是故事的电影。电影艺术的出现，让人们接触更多的不同与鲜活的生命，更多精彩纷呈、具有更多可能性的故事。

不仅仅是电影，小说、诗歌、动漫文学、网络文学等，都是人类语言艺术的结晶，承载了人类的情感意志、生死离别、爱恨情仇、悲欢离合、希望与未来。语言的叙述是有多重隐喻的，它既暗示了时间，又寓意着生命；既表现时空交错，又经历情感的跌宕起伏，高潮的推出和结束时的回响。文学中的浓淡之分，以及多层次的对话和描写，叙述着所有合理与不合理的存在和逻辑，以及流动着的生命的真实节律。

文学艺术具有连接人类心灵与灵魂的魅力，使人类可以通过语言更好地表达自己，深入地进行自我探索，预防抑郁情感，创造尊重和接纳的氛围，实现正向改变。因而，文学艺术对于身心健康有至少四个方面的主要作用：

首先，艺术可以将内心的情绪与情感直观地表达出来。当人们说起某种具体情感的时候，若是遇到一位不善于言辞表达或者对自我情感认识不清的人，有时情感无法得到正常宣泄，就如同人们没找到开启心灵的正确打开方式一样，就像一位年轻的小伙子遇到自己心爱的姑娘，明明自己很在乎这位美丽的姑娘，但是总是词不达意，无法真正表露出自己潜藏内心的最真实情感。

但是电影却能通过影视化、故事化的手法，特别是电影中的一些语言，引起人们对某些情感与认知的深刻共鸣，从而使人类自身隐藏的情感得到更好的表达和升华。

例如，对于大学生来说，初恋就像是三月的芳菲，灿烂芬芳但是含蓄婉转，虽不如四五月的花朵张扬热烈，但是初恋的情感却是我们一生最难以忘怀的风景。如果提到关于初恋最好的电影，有人喜欢美国罗伯·莱纳（Rob Reiner）执导的《怦然心动》，有人心动于中国台湾网络作家九把刀的《那些年 我们一起追过的女孩》，有人推崇法国杨·塞谬尔（Yann Samuell）执导的《两小无猜》，但是讨论的电影中总也逃不过日本岩井俊二的《情书》。这是由岩井俊二自编自导的纯爱电影，讲述了一个青春期男孩对于与自己同名女孩所有的喜欢与心动，同时也讲述了那个女孩从未婚夫突然离世的不能释怀到渐渐放下，继而寻找新的幸福，以及那个在青春里被男孩深深喜欢的女孩一点点追寻往日足迹的故事，整个电影充斥着淡淡的哀愁与喜悦。

岩井俊二的电影有着他独特的风格，一般称为"岩井风格"。纯净的雪、柔和的色调、唯美的影像以及飘落的樱花。观看电影的时候，会情不自禁地沉浸在如拍摄地小樽市那样美好的初恋世界以及主角的内心。电影的画面是综合的艺术，因为本书主要集中在语言艺术上，所以在此，我们仅对这部电影中那些打动人心的台词进行欣赏和解析。

1. 就是因为收不到所以才寄的，因为我是寄到天国去的。
2. 男生和女生之间发生的故事总是重复的。
3. 你好吗？我很好！
4. 这些关于藤井树的回忆，是你拥有的，我把它们寄还给你。
5. 我一面佯装平静，一面想把卡片装进兜里。然而不凑巧，我喜欢的围裙，上下没有一个兜。
6. 如果当初我勇敢，结局是不是不一样。如果当时你坚持，回忆会不会不一般，最终我还是没说，你还是忽略。

——摘自日本电影《情书》

第 6 句在网络上传播得非常热烈，据说是岩井俊二小说里的原句，也有传言是岩井俊二谈到《情书》时说过的话，还有传言这句话是岩井俊二写给当代作家舒仪的《曾有一个人 爱我如生命》的读后感言。不过最后这句话已经作为《情书》影迷们对藤井树故事的一个共同金句，这也是本书将其摘录到这里的原因。

哲学家克罗齐（Benedetto Croce）曾言：人的情感在未被直觉到之前，还是心中潜在的质料，还没有获得一定的形式；一旦被人直觉到，就获得了一定的形式而成为一种抒情的意象，于是内在的情感便得到了艺术表达。

所以，许多大学生通过观看岩井俊二的电影《情书》，会一步步地追随

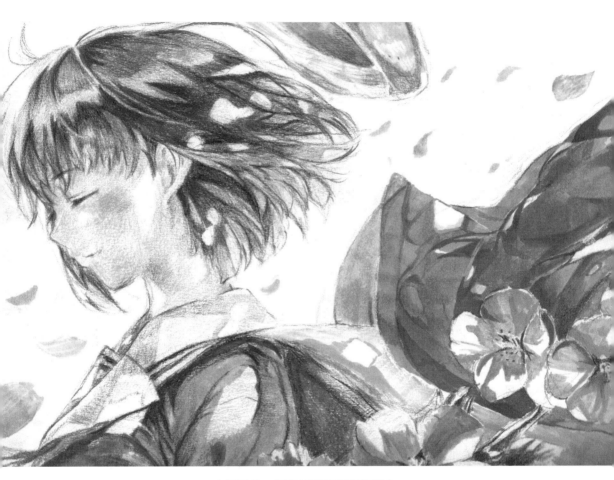

（插图 2：自我创造的崭新世界）

李云聪临摹

着主角的回忆，产生一种情感的共鸣，将内心关于初恋的、青春的、隐藏在内心的情绪与情感牵动而出。就像克罗齐所言，我们的内在情感因此得到了艺术的表达与释放。

可以说，艺术是治疗肉体与精神的双重实施。语言艺术活动是一种人与人之间重要的情感沟通交流纽带。抑郁的情感特征是悲伤、孤独、冷漠，试图逃避，与外界的正常联系减少，而语言艺术正是弥补这种感情需要的良好手段之一。

其次，温暖的故事可以温暖人的心灵，深化对人性的认识，增强人的幸福感。动漫文学是抽象的、不现实的、梦幻的，是将生活、想象和美三者结合在一起的艺术表现形式。动漫可以算作人类的幻想，正如弗洛伊德的"白日梦"比拟一样，这位伟大的心理学家认为人的历史就是人类被压抑的历史，作家和读者可以像旁观者一样，通过文学作品看见眼前经过的人们的各种活动。我们在追一部好的动漫作品时，常常跟着故事的主角，仿佛自己也经历了这样动人的故事，收获了与主角相同的情感与情绪。就像我们在看《名侦探柯南》的时候，在故事结尾时发出"原来凶手是他呀！"的惊叹，仿佛这个凶杀案就是切实发生在我们的身边；在看日本著名动漫作家新海诚的《你的名字》的时候，三叶与泷忘记对方名字的时候，他们在对向开过的地铁中差点又再次错过，观者的心也仿佛被揪了起来，恍如那个错过心爱之人的角色就是自己。

温暖的动漫文学，有着温暖的色彩画面、人物设定、故事情节，从而温暖了观者的心情。由 CLAMP 创作、MADHOUSE 制作的电视动画《魔卡少女樱》，就温暖了一代又一代的青少年和大学生。

1. 和喜欢的人天长地久是一件非常好的事。如果自己喜欢的人能喜欢自己是再好不过了。不过，只要我喜欢的人能够幸福就好了。不管你是谁，只要你不消失，一直陪着我就好了。

2. 过去是绝对无法改变也无法消除的，但是未来却永远在你面前！

3. 即使我现在忘了你，命运还是会让我们相遇，我会重新认识你，并且爱上你。

4. 别哭，哭不能解决问题，所以别哭了。

5. 就像季节交替不断一般，人们也不断相继相承，那才是活在这世上之人应有之态。

6. 即使没有了这份感情，我还是对小樱……

7. 我的幸福就是看到你得到幸福。

——摘自日本动漫《魔卡少女樱》

这些台词是否唤起了你关于库洛牌与魔法少女的故事记忆。《魔卡少女樱》的温暖，在于里面全部都是善良与温暖的人物设定，唯美与柔和的画面设计以及打动人心的台词与情节。

"别哭，哭不能解决问题，所以别哭了。"这句话，是否触动了你内心柔软与脆弱的一面？在你最孤独无助的时候，像是有一只温暖的手，轻轻拍一下你的头，温和地说，别哭了。我想再坚固的心理防御都会被这悄悄出现的裂痕打动，这种情感的释放，可以有效地解决情感冲突，并让人感到释然和获得心灵的解放。

第三，通过语言可以创造或重构一个个不一样的人生故事，许多时候语言就是自我创造的崭新的世界。心理学家臧克尔认为，一首诗可以被一万次地重写，而每一次重写都可能是思想的一次重新发掘和体验。这一首首重写的诗作，如同悠远的、不凋零的生命的一个个阶段，是理应的存在、有价值的存在。独创的艺术氛围，进行生命重构的艺术治疗，最终可以提升人类对自我潜能的挖掘以及促进人类心理的成熟和精神的成长。

当前互联网的发展，给予了网络小说肥沃的土壤，使其繁荣，并不断丰富着我们的生活。在现代网络小说中，论到小说题材中哪一类最受读者欢迎，可以说是众说纷纭、各执一词。因为网络小说的出现，本身就满足了各类人群的心理和精神需要。但是谁也不可否认，言情小说是当前这场角逐中的佼佼者。

2000年以来，中国的言情小说迅速发展，中心逐渐从港台转移到了内地，尤其是在互联网高速发展的情况之下，涌现了一大批网络作家与许许多多小有名气的作品。早期以四小天后、六小公主、八小玲珑等为代表，可以说是一代人的青春记忆。

普通人的生活通常比较平淡平实又充满各种困扰，而某些题材的言情小说却是跌宕起伏，完全可以满足一些人想要经历轰轰烈烈的爱情的心理。结局完满的言情小说更是可以满足现实中人们没有得到爱情的遗憾。

在网络作家公子乔一的作品《我不喜欢这世界 我只喜欢你》中，就有读者说她无意中点进了作者乔一的微博，发现了乔一在微博上记录了自己和 F 君的甜蜜爱情故事，发现这样萌萌的、幸福的、单纯的爱情故事能让许多人动容。

同时，言情小说也弥补了读者的青春遗憾。网络作家笙离的《时擦》中，描述了一个普通的女生宋佳南，从高中时代最好的时光就暗恋着苍白、不合群、有些阴郁，但才气十足的苏立，历经十年的暗恋时光最终迎来了圆满的故事结局。

曾经有读者这样评论：作者写出了自己与小说角色宋佳南相似的暗恋经历，一段没有开花结果的故事。这位读者说她曾经也在年少的学生时代里爱过一个人，但是现实却遗憾地没有走到一起。读到《时擦》时非常感动，感谢作者成全了一个现实里也许永不能实现的故事。

就像一场甜蜜而美好的梦，抚慰着被初恋伤过的心灵，言情小说的确具有这样的魔力，让多少大学生在故事中疗伤，在故事中慢慢学会放下，在故事中走出回忆的海岸继续前行。

用语言重构生命故事，和中医传统的"形神合一"观是一致的，即只有"形与神俱"，身心才健康、乐观、豁达，健康的情绪状态能抑制和治疗疾病，提高生命质量，反之生活境遇不良等社会刺激可通过负面的情绪，对免疫系统等起作用并导致疾病。《变形记》的作者，捷克著名作家卡夫卡说"我写得越多，我自己就越解放"。文学作为语言的艺术，其审美属性和丰富的想象力、创造力，使人的思想情感可以天马行空，不受任何自然和社会的约束，自由发挥；心灵得到自由放飞，情感得到充分宣泄，并能通过文字工具，让人身临其境，突破自身局限，合理地抒发大悲大喜等各种情绪，从而达到心平气和、形神合一的作用。

此外，诗词文化有着厚重的积淀，那些千古流传的名句启发人们思考与顿悟。《礼记·乐记》有言："诗，言其志也；歌，咏其声也；舞，动其容也；三者本于心，然后乐器从之。"可见诗歌可以言志咏声。著有《画梦录》与《生活是多么广阔》的我国现代诗人何其芳曾说过，诗歌最能集中地反映社会生活，因为它独特的饱含着丰富的想象力和感情的特点，常常用来抒情，而且由于诗歌在精炼与和谐方面，特别是在节奏上，它的语言有别于散文、小说、戏剧等其他体裁。

无论是诗经汉赋，还是唐诗宋词元曲；无论是古体诗，还是近体诗，中外古今的诗歌，皆是独具魅力和乐动的语言艺术，饱含着深情与哲思。

英国文艺复兴时期哲学家、散文家弗朗西斯·培根，在《培根随笔》的《论读书》一篇中曾写道：Histories make men wise; poets witty; the mathematics subtle; natural philosophy deep; moral grave; logic and rhetoric able to contend. （读史使人明智；读诗使人灵秀；数学使人精密；哲理使人深刻；道德使人有修养；逻辑修辞使人善辩。）

读诗，可以松解被生活束缚的灵魂思想，畅游在"空山新雨后，天气晚来秋。明月松间照，清泉石上流"的意境里；读诗，可以感受古人"黄沙百战穿金甲，不破楼兰终不还"的气魄，振奋精神；读诗，可以感受古时之月，古时之情，饮酒一杯，高声吟唱"对酒当歌，人生几何。譬如朝露，去日苦多。慨当以慷，忧思难忘。何以解忧，唯有杜康"。

读诗品词中，我们可以感受到古人的情思与智慧，在领悟与思考中升华自我的灵魂，达到更好的心灵境界。

与贺知章、张旭、包融并称为"吴中四士"的张若虚，后世所知作品只有两篇，但他仅凭这《春江花月夜》一篇，便被誉为"孤篇盖全唐"！

春江花月夜 [21]

春江潮水连海平，海上明月共潮生。

滟滟随波千万里，何处春江无月明！

江流宛转绕芳甸，月照花林皆似霰；

空里流霜不觉飞，汀上白沙看不见。

江天一色无纤尘，皎皎空中孤月轮。

江畔何人初见月？江月何年初照人？

人生代代无穷已，江月年年望相似。

不知江月待何人，但见长江送流水。

白云一片去悠悠，青枫浦上不胜愁。

谁家今夜扁舟子？何处相思明月楼？

可怜楼上月徘徊，应照离人妆镜台。

玉户帘中卷不去，捣衣砧上拂还来。

此时相望不相闻，愿逐月华流照君。

鸿雁长飞光不度，鱼龙潜跃水成文。

昨夜闲潭梦落花，可怜春半不还家。

江水流春去欲尽，江潭落月复西斜。

斜月沉沉藏海雾，碣石潇湘无限路。

不知乘月几人归，落月摇情满江树。

　　明代"竟陵派"谭元春在《唐诗归》中给予此诗高度评价："春江花月夜，字字写得有情、有想、有故。"我们暂且不谈论这首诗在意境、韵律与用词上，如何是"诗中的诗""顶峰上的顶峰"，仅仅这首诗中"人生代代无穷已，江月年年望相似。不知江月待何人，但见长江送流水"就被后世无数人争相传唱，其中所蕴含的哲理与思考更是达到古诗词的一种新高度。

　　一代人化作一抔黄土消散在虚空，一代人又从世间降临谱写新的历史诗篇。但是明月却还是那轮明月。古时之月，今日之月，丝毫未变。长江的流水在不变的明月下，一刻不停歇的向前流去，并不回头等待。这就是时间与光阴，为人类揭示的亘古不变的真理与规律。这首诗有对时光和世事的淡淡的忧伤，但读之并不使人难过，反是令人神清气爽，只觉得天地间的人太渺小了，无限的宇宙时空包容了我们，情感与思想瞬间变得通透和豁然开朗。

　　在这样的诗词氛围中，我们的心中会流淌着月夜的春江水，江天一色、毫无纤尘。读这般情、景、理交融的诗词，心灵得到安宁与平静，思想得到沉淀与升华，灵魂变得更加干净与深沉。

从医学的角度讲，人的健康与情绪状态是息息相关的。大量的资料证明，人如果长期处于情绪过度紧张的状态，会引起神经功能失调，造成机体系统功能紊乱，导致各种疾病的发生。如果能恰当地运用文学、音乐等艺术形式，通过调节内分泌系统和植物神经系统，可以促进人体分泌一些令人身心舒畅的激素、酶、乙酰胆碱等物质，使人体机能保持良好的生理状态，促使人的健康状态和生理状况得到改善。反之，如果情绪过分压抑，则是许多疾病发生的重要原因。

在国内，得益于开放包容的大环境，国人不再对抑郁情绪及抑郁症讳莫如深，加上迈克尔·怀特（Michael White）的叙事治疗、詹姆斯·彭尼贝克（James W.Pennebaker）的表达性书写疗法，以及音乐疗法、绘画疗法从大西洋、太平洋的彼岸漂洋过海，进入中国研究学者的视野，近年来，我国已经开展了一些针对大学生、老年人等特定人群的抑郁症与艺术疗法的相关研究[22]。

·第二章　叙事疗法、语言艺术与抑郁·

第一节　抑郁与叙事疗法

　　抑郁，同快乐、愤怒、焦虑等一样，是人类比较常见的一类情感。抑郁好像存在于没能达到自己目标理想后的沮丧中，好像存在于他人对自我才华与能力的贬低中。抑郁情绪很常见，比如兴趣索然，情绪压抑，但显著而持久的抑郁情绪就有可能发展为抑郁症，是心理障碍的主要类型，值得我们高度关注。如果你只是因为某次考试考得不尽如人意或差一点就进入公司里升职加薪名单从而失落沮丧了一阵儿，那可不能定义为抑郁症。抑郁症是最常见的抑郁情绪障碍，以显著而持久的心理低落为主要临床特征，是心理障碍的主要类型之一。临床可见心境低落与其处境不相称，情绪的消沉可以从闷闷不乐到悲痛欲绝，自卑抑郁，甚至悲观厌世，可有自杀企图或行为；甚至发生木僵症状；部分病例有明显的焦虑和运动激越；严重者可出现幻觉、妄想等精神病症状。针对抑郁情绪和抑郁症的治疗途径很多，二十世纪中期探索的叙事疗法就是其中的一种。

　　1986 年，美国心理学家西奥多·R. 萨宾（Theodore R. Sarbin）主编的《叙事心理学：人类行为的故事性》，首次提出了"故事是修整经验和指引判断与行动的基础"[23]，开启了对个人独特性的尊重，借助每个个体对自己生活故事的独特解读，找到他们获得生活意义的途径。

　　叙事疗法主要运用语言进行疗愈，由澳大利亚临床心理学家麦克·怀特（Michael White）及新西兰的大卫·爱普斯顿（David Epston）于20世纪80年代提出，20世纪90年代其理论书籍在北美出版。随后，该理论开始在全世界广为流行。由于叙事疗法主张用语言将"问题外化"，重视支线故事，把生命故事讲述"由薄到厚"的方法，从而丰富了每一个人的生命故事，用语言构成的事实真相取代现实中的"问题故事"，从而使当事人的积极力量由薄而厚，由此形成积极有力的自我观念，使人变得更加自主、更有动力，有利于抵制产生抑郁等负面情绪的消极观念。因此，世界各国都涌现了不少追随者和实践者，有关研究成果也不时发布于相关刊物。

　　在中国，叙事疗法已经开始应用于儿童与青少年、生理疾病患者与心理疾病患者等不同人群的研究与治疗。

　　与弗洛伊德的精神分析学派和罗杰斯（Carl Rogers）的个人中心疗法等通过谈话交流以缓解治疗抑郁不同，叙事疗法最璀璨的过人之处，在于非常重视语言的作用，对话语权力特别敏感。叙事疗法有最美妙独特的语言与思考逻辑，承认自我力量的实现，将问题与人分开来看，给当事人提供一个自我探索的机会，使他们可以发现生活中那些被忽略的地方，从而找到解决问题的方法。麦克·怀特的叙事治疗应用广泛，适合因为生活不如意而压抑郁结的人，也适合因为现代生活而精神紧张及焦虑的人群等。

　　文学艺术源于人类对世界与生活的体会领悟，并通过语言的方式，与普通人展开平等的灵魂与精神的对话，可以看作叙事疗法的一种另辟蹊径的应用。她如一片扁舟，载着宋朝才女李清照"物是人非事事休"的愁，也承载了当年大笔一挥"白衣卿相"的奉旨填词柳永的万种风情；她如东去的江水，荡涤了南唐后主李煜不堪回首的故国春光，也淘尽了苏东坡曾经文章独步天下的风流岁月；她是今夜最美的月色，亦是亭亭如盖的枇杷树。既然艺术与人类精神世界相关甚密，所以从艺术角度出发，去找寻克服抑郁的途径，不失为一种可行的方法。"表露"可以有多种方式。叙事疗法就是通过语言的方式来进行的一种自我表露方式。

在这里，我们想将抑郁、叙事与艺术联系起来。

首先，叙事疗法主张"汲取经验不同的叙说方式，仔细聆听他们的倾诉，丰厚并重新建构他们的生命故事"。若是把整个叙事疗法的过程比喻为"创作出一份生命故事"，这份生命故事可以帮助他们重新理解生命与生活，而前来寻求帮助的人，就是这份故事最初灵感的来源。也许这样描述还不太确切，那我以作画比喻。他们带来的困惑、抑郁、沮丧等故事，就像是一幅画的初步描图，叙事疗法就是决定画的是三五朵向日葵还是水面漂浮的睡莲，是正在倒牛奶的女仆还是端坐在敞篷马车上的无名女郎。

一个故事光有灵感与想法不是好故事，一幅画光有简单描图与勾勒也不是好画，而协助他们将故事建构起来，画作染上色彩，成为完整的艺术品的方法，才是真正的叙事疗法。书中有言"人们带着故事来，因为他们希望能写出不同的生命故事，但是不知为何无法做到。他们是自己生命故事的作者，但在这样的情况下，他们需要与人共同创作"[24]。如果运用一个生活中的实例去比喻这样的关系，可以将当事人理解为有故事灵感但是下笔却不精彩、表达并不传神的学生，而帮助者则是可以通过他们的语言素养来协助或提供指导意见以帮助学生进行创作的作家或作品。

这样一来，故事才能成为故事，画作才能成为画作：向日葵会变得橙黄浓烈、会成为在一片金黄麦田中神秘故去的荷兰天才画家文森特·梵高的向日葵；睡莲会变得似真似幻，会成为法国巴黎浪漫印象派画家克劳德·莫奈的睡莲；荷兰黄金时代风俗绘画大师约翰内斯·维米尔传神的画笔下倒牛奶的女仆，会因为明亮的阳光而变得安静柔和而富有神韵，仿佛可以听到牛奶轻轻地滴答入碗；由俄国"巡回展览画派"领袖人物伊万·尼古拉耶维奇·克拉姆斯柯依创作的那位坐在华贵干净的敞篷马车里的俄国青年女郎也变得自尊而高贵。

叙事疗法与其他治疗（如弗洛伊德创立的精神分析疗法或罗杰斯创立的个人中心疗法）最大的不同之一，就在于如何定位叙事。在精神分析疗法中，治疗师起到的主要是引导作用，通过引导对话的内容去发掘来访者早期经验中对现在行为思考方式起影响的部分，尤其是童年的创伤；个人中心疗法则主张

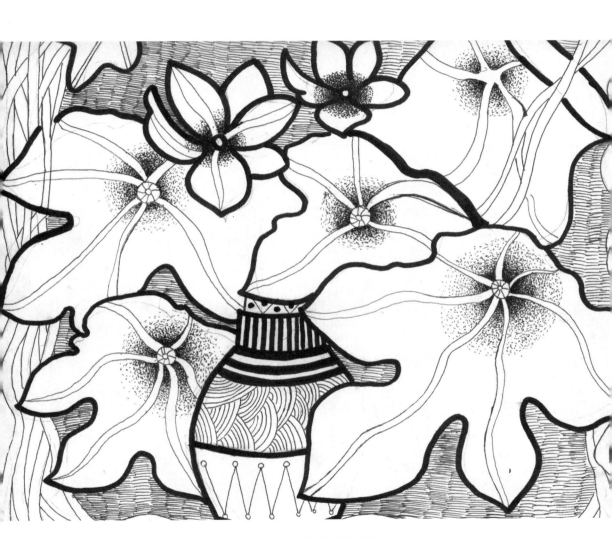

（插图 3：丰富生命故事）
张浩楠临摹

治疗师更多地站在一个具有同理心的倾听者的角度，在整个咨询治疗过程中，来访者是真真正正的"主角"。而叙事疗法的理念，决定了叙事者如何叙说并丰厚一个完整的生命故事，从而找到解决问题的办法，维护自己的身心健康。

第二节　叙事疗法的独特魅力

　　叙事疗法的独特性与治疗性有三：一是其隐喻而生动的语言外化功能，二是通过对话重新建构生命故事，三是通过支线故事来引导人们采取更合适的立场看待问题。

　　首先，我们来说一下叙事疗法的语言。语言是人与人进行思想、情感与灵魂交流的媒介。通常抑郁的人可以说出他们现在的主观感受，比如"我现在觉得挺郁闷的""同学对我的孤立，让我的日子很糟糕，很难受"等。语言里蕴含了他们现在的情绪状态。

　　抑郁的人的语言是原始的，带着符合他们性格与情绪状态的强烈色彩，并且会各有各的不同。而这时候就需要有人能正确转化他们的语言为合适的、有逻辑性的，且能完整叙说出问题所在的语言。

　　而叙事疗法独有的"外化语言"，能使当事者体验到"人不是问题，问题本身才是问题"，这样一来，解决问题的方法就突然变得可见可行。比如一位表达自己因为交不到朋友而烦恼压抑的大学生，在叙事疗法看来，可不能就此理解成他的性格孤僻为问题所在。

　　怀特在叙事治疗过程中"协助叙说故事"模块里，创造出了两项意义非凡的举措——问题的命名与外化。抑郁的当事人常常因为无法解决生活工作中的问题，导致挫败感、沮丧的情绪以及欲望满足感的缺失。而叙事疗法第一关键则是鼓励抑郁者自己组织语言对问题故事命名。

　　《欢乐颂》是正午阳光制作的一部现代职场电视剧，讲的是五位来自不同家世、不同知识背景与不同性格的女性，机缘巧合地在一个名为"欢乐颂"的小区的二十二楼，开始产生生活的交集。其中有一位主角——安迪，因为知晓了外祖母、母亲因为家族遗传性的精神病而导致下落不明甚至被抛弃的悲惨命运，又目睹亲弟弟患有精神疾病，从而对自己有精神病发作的那一半可能性感到焦虑、恐惧与情绪低落，并决绝地拒绝了追求者魏谓的告白与心意：

安迪：其实我去见弟弟之前我就查过，精神病直系亲属的遗传几率高达百分之四十六点三。奇点（即追求者魏谓的网名），你说我会发疯吗？

魏谓：你不会。老天爷都让你清醒到今天，他不会夺取你的明天。

安迪：可是我妈就是后来发的疯。

魏谓：这不一样，你妈妈跟你不一样。她是一个单纯的农村女人，她没有见过世面，她……她容易受到刺激。

安迪（摇头）：不能心存侥幸，不能结婚，不能祸害别人，更不能生孩子，不能祸害下一代，反正我这辈子从头到脚就不会幸福了，最好从我这儿断子绝孙，绝了这个基因。

魏谓：安迪，我不许你这样胡说八道。以后的事情谁知道呢，或许，你就是没有携带那个基因的那个幸运儿。对了，你还有弟弟要照顾呢。你有责任，你不能自暴自弃。

安迪：对，我该多挣点钱，设想今后的每一天，我都需要人照顾，我需要为未来的每一天都多挣一点钱，对！

魏谓：安迪你要做什么，你要离开我吗？我不同意，你答应了我的求婚，我不能再放你一个人了。

安迪：可是我外婆、我妈、还有我弟，都发过病，我可能会随时生活在我发病的阴影里，这样的婚事你父母也不会接受。

魏谓：没关系，我跟他们不说假话，只说有限的实情。你的情况是很特殊，但这并不影响我对你的感情，或许他们会不接受，那有什么关系，我们是成年人，生活是我们自己的，最多他们也就心里有个疙瘩，影响未来的相处。与其这样，那我们为什么非得要强调这件事呢，这是，这是善意的隐瞒。

安迪：可是孩子呢？我，还有孩子，我们随时都有可能有问题。我不希望你活在这样的阴影里。

魏谓：我们可以不要孩子。

安迪：这对你不公平。我觉得你可以跟魏国强谈谈，他身边一直有一颗定时炸弹，而且这颗定时炸弹会生出一大串的定时炸弹，他是什么感觉。奇点，你不知道，他跟我说那段话的时候，那眼神的恐惧，那是真的恐惧，是这么多年都无法淡去的恐惧。仅仅就因为这个，我也不能跟你在一起。我不能害你。

魏谓：安迪你说的这些我都想到了。我来就做了最坏的打算。我不希望你一再提起这些，于事无补嘛，而且还让我觉得你就想离开我。我要听你的理由，我要听除了这个理由之外的理由。

安迪：看着你，我就想起魏国强，和那些我不想想起的往事。你走吧，你说得对，我没法面对我自己，我更没法面对你。我不希望像我妈那样，把所有人都陷进泥潭里。

魏谓：安迪我不接受你说的这一切。我不能放弃你的，我刚才说了那么多都白说了吗？我们是相爱的。

安迪（失控地尖叫）：please！你不要碰我！please！

——摘自电视剧《欢乐颂》

假如安迪赞同叙事疗法，她也许会说："我可能有一半的概率成为一个精神病人，不知道未来怎么办，很崩溃。我以后要随时生活在我可能不知道什么时候就会发病的阴影里，我不想去拖累、去祸害任何人，让他们都陷进泥潭与恐惧中。"科学研究者认为，典型的抑郁情绪是由错误概念引发的。如果有人错误地认为自己是不够好、被遗弃的、或是有罪的，他们将会体验到与此一致的情绪，如悲伤、孤独或内疚，而且，所引发的情绪也可能反过来影响他的认知。可想而知，一旦抑郁情绪被唤起，将会使认知和情绪之间产生持续的相互作用，并导致当事人身心出现典型的螺旋式下降。由于这种相互作用非常复杂，因此，我们有必要进行更多研究来弄清它们之间的关系。

这时候我们可以总结为"安迪因为一半几率可能会发作的精神病对未来感到恐慌和崩溃"。如果对这个问题进行命名的话，可以概括为"可能精神病发的压力"，如果要用更艺术、更文学一点的措辞，我们可以形容这是一场"明天的暴风雨"（对于明天的事情，我们无法预测；而精神病发对于安迪来说，是一场暴风雨式的巨大考验）。又或者父子之间，父亲因为儿子成绩太差，恨铁不成钢常常使用家庭暴力，儿子久而久之产生抑郁、恐惧的情绪，如果进行问题的命名的话，可以概括为"父子矛盾"。

　　名为万物之始，命名是对事件的总体概括，但要避免错误的命名，以保护人的各项基本权利，保护人的价值和尊严。当事人在对问题进行有计划地命名的过程中，治愈性的语言则是尽可能协助他们重新获得对生活的控制感，这就是命名所带来独有的魅力与益处。

　　叙事疗法中认为，"地图"便是"命名"。

　　我们通过命名，实际上也是用自己经验和理解去概括对烦恼的主观感受，或探究其问题本质矛盾所在。例如，当我们知道了让自己持续情绪低落压抑的事实是，"不适合的恋爱关系""同学之间不正当竞争""父母偏心儿子"，当提炼出我们抑郁的主要矛盾时，我们获得了"地图"去认知整个生命事件的总体面貌，我们从心理上得到了一种微妙的感受：好像我的生活我还可以去控制和把握吧。

　　打个比方，就像我们走到一座高山脚下，放眼望去，只觉长长的山路望不到尽头，我们心理上可能就会涌出无力感和沮丧感。但是如果在这个时候，有人告诉我们这座山共有多长的山路，甚至给你一份地图，便可以直观感受这座山的全部面貌。地图的作用，除了提供正确行进方向以外，还可以从心理上给予你一种信念，你可以去控制，可以去探索，可以领会到探索的乐趣，那么你精神上对于翻越这座山峰的压力将会降低。

　　在贝克的《抑郁症》这本著作中，对抑郁症患者的症状常常描述为：抑郁的人也常常会表现出明显的对自己表现的不满意，你会发现他往往否定自己在意的一些个性或特性，流露出对自我角色、价值的消极评价，也对自我形象有一定的扭曲。所以，我们需要给予因生活不如意所致抑郁的人们一种精神上的力量支持，帮助他们重新取得对生活的控制感。同时，邀请感到抑郁的人对问题进行命名，并帮助他们勇敢地正视问题，有助于他们发现问题的矛盾之处。

　　电视剧《小欢喜》是汪俊导演的三四个高考孩子与他们的家长在高三这

一年所发生的关于家庭、理想和学业的故事。乔英子在经历了父母离婚，母亲在高三中严格管控，以及父母反对她去南京大学读天文学的一系列事件后，整个人都变得低落失望、沮丧难过。甚至在之后的寒假中产生跳海轻生的念头，被父母带到医院诊断为中度抑郁症。以下是乔英子在电梯里对好朋友方一凡诉说她痛苦的伤心事。

乔英子：自从我爸妈离婚之后，我就没怎么再开心过了。从那之后，我妈就跟变了个人似的，一门心思地对我好，觉得什么事都没我的事重要。

方一凡：你妈对你好你还不开心呀？

乔英子：可她越对我好，我就越有压力你知道吗？我家里有张计划表，里边写了从早到晚我该干什么、我不能干什么。我都得严格按照那张表上的来执行。我真的快喘不过来气了。我这次期中考试吧，那些题其实我都会，我知道答案是 A，但我写下去就是 B。我也不知道我这是怎么了。好多题明明我妈都给我辅导过了，可我就是不想写。

方一凡：咱俩的情况还不一样。我呢，是什么，我呢，是卷子都填得满满当当，就答案都填上了，但是对与错我就不知道了。

乔英子：我就是觉得没意思，高三没意思，高中没意思，家里没意思，学校里也没意思，什么都没意思。

方一凡：你停一下啊，我插一句。我觉得你这个想法不对，你不能天天想着这个没意思、那个没意思，你得想想什么事能让你开心，知道吗？

乔英子：我爸回来我就挺让我开心的呀。可是我以为他永远都不会走了，他永远都可以陪着我，但我现在见他一面，我都要顾及我妈的感受，我爸现在那套房子就是我们家第一套房子。我就是跟那儿出生长大的，我还记得我们仨跟那儿过了好久，我还记得原来那卧室里有我的一张小床，我全都记得。我爸妈离婚之后，我爸收拾行李，一件一件地从家里把东西往外搬，我就趴在阳台上看，我看见他在楼底下拉着他的行李箱，越走越远，人越来越小。

方一凡：没事，没事。

乔英子（哭泣）：从那以后我就知道了，他再也不会回来了，他再也不属于这个家了。

　　方一凡：好了，英子，好好，行行行，这样，你再好好想想其他的事，好好好，抱抱，没事，没事，不哭，好好，不哭了啊。

——摘自电视剧《小欢喜》

　　在《小欢喜》中，假如这时候母亲宋倩能够及时发现乔英子情绪上的异常之处，如果运用"问题的命名"这样的谈话方式，乔英子的主要诉说就可以概括为"母亲过度管控与父母离异"。从乔英子对方一凡的吐露表达中，很容易就可以看出乔英子因为父母离异后父亲角色的缺失、母亲过度管控使得乔英子长期处在矛盾与两难之中。当我们理清楚乔英子抑郁来源以后，我们就有可能针对母亲宋倩与父母婚姻关系问题进行矛盾化解，从而使乔英子走出抑郁的阴霾。

　　患有抑郁的人，有时可以表现为对生活的逃避、回避行为。我们帮助当事人对问题进行命名的过程，就像是我们将一个躲在角落的人慢慢牵引到阳光可以照耀到的地方。在其中，我们鼓励他们直截了当地描述问题，而不是用一些模糊的词句或者通过措辞来降低事件的伤害程度。比如，"这个项目没有进行下去不是你的错"，而不是去说"是你犯的错让这个项目无法进行了"。"问题的命名"既是语言上对事件的概括手法，又具有认同、强化自我的意义，这就是叙事语言艺术与抑郁治疗息息相关的第一点。

　　其次，叙事语言艺术与抑郁治疗相关的第二点，体现在"外化语言"的创造性运用。在这儿，我想先讲讲语言艺术中占据小半壁江山的修辞手法——拟人和比喻。你可能会情不自禁感叹一句，这可是再熟悉不过的概念了。拟人，即将事物人格化；比喻，是用跟甲事物有相似之点的乙事物来描写或说明甲事物。拟人与比喻，虽然只是众多修辞手法中的两种，但是占到文学作品修辞运用的半壁江山还是有的。

　　然后，再引入一个概念——外化。外化，顾名思义是将内在的东西转化为外在非我物质。外化（Externalization）意指将某物放到其原始边界外，特别是形容将某种人体功能放到人体之外。与外化相对的是内化。在弗洛伊德心理学中，外化是一种潜意识的心理防卫机制，在外化中个人将其内部特征"投影"到外部世界特别是其他人身上。

而将"外化"放置于叙事疗法的环境中，又有另外一番解释。怀特在他的著作《叙事疗法》中，将外化叙述为，鼓励人们将问题和感到痛苦的经验客体化，进行拟人化。在外化的过程中，这些问题与来访者分离，成为相对于来访者的外在实体存在，因而这个来访者就不再是问题本身。而这些问题通过外化可以减少其带来的僵化和限制作用。

叙事疗法秉持"问题才是问题，人不是问题"的理念，运用语言的外化将内在不合理的、困扰其正常生活与精神世界的价值理念从人的内心"剥离"出来——问题不是人的内在问题，但问题影响了人，从而产生了问题，只有这样，人们才能逃离个人理解和生命主线故事的影响，找到解决问题的答案。

在怀特的治疗理念中，如果只让我选择其中一项来承袭，那一定是"外化问题"。这也是叙事疗法所采取的立场。秉持中道，不管问题是什么，都要能同时站在每个人的立场，以承诺和热情对抗问题。

或许这番解释会有些云里雾里，那不妨我们再运用论证举例的法子进一步阐述。电视剧《欢乐颂》中的女主角邱莹莹，在前一段恋情中被欺骗并为之丢了工作，好不容易找到了新工作，并且遇到了一个喜欢的男生——应勤，对方却在交往的过程中，发现邱莹莹不是处女而提出分手，致使邱莹莹极度伤心绝望、自暴自弃。以下这段来自邱莹莹与应勤请朋友们吃饭，应勤意外地发现了邱莹莹非处女的事实的情节。

　　曲筱绡（与关雎尔打闹）：谁让你是二十二楼唯一的大童女呢，我不招你啊。如果我吃了你的话，我，我至少能安分半年吧。

　　……应勤（拍桌）：邱莹莹，你跟我出来一下。

　　邱莹莹（忐忑）：你们先吃。

　　邱莹莹和应勤先后出饭厅谈话，然后邱莹莹一个人独自走回包间。

　　樊姐：怎么了，莹莹。

　　邱莹莹（哭泣）：樊姐，刚才应勤问我，他问我是不是处女。

......

邱莹莹（哭泣）：是我的错，都是我的错。

——摘自电视剧《欢乐颂》

这时候，如果邱莹莹运用外化的语言进行转化，就可以描述为："非处女的事实让他与我分手了"。"发现了邱莹莹非处女而提出分手"和"应勤错误的大男子主义思想让他与我分手了"，这两种说法虽然在表义上说的是同一事实，但是却因为措辞方式的不同，在心理上产生了不同的影响和变化，因为语言是人类生活的基础，没有人能够脱离语言而存在。前一句话蕴含蕴藏的是，邱莹莹内在不自爱的这个特点导致感情破裂，后一句则更多的倾向于"应勤这样大男子主义的男生不适合邱莹莹这个事实"让他们感情破裂。后者将分手的矛盾点拟人化，并从人内在中"抽离"出来，形成一种外在的力量，仿佛让心灵减轻了"重量"，产生"如释重负"的感觉，以减轻主体的主观感受，形成尊重自我和接纳自我的氛围。

如果需要形象描述这个巧妙的转变作用，使用物理学中力的知识进行解释可能很合适——力的产生需要两个不同的物体，而一个物体是不可能自己产生力从而产生运动。我们外化问题的过程中，将"我不自爱"的个人内心品质转化成"应勤的观念错误"这个外在影响因素，仿佛给我们去解决矛盾抽象化出了一个外在具象，使"力"指向了正确的方向，帮助我们解决真正的问题。

"外化"的运用也避免了人们的"罪己"的心理所带来的负面影响，自责自罪易引起抑郁。例如《上海精神医学》期刊杂志上，刘亮等人写了这样一个案例：

当事人：我拖累了家人，家里现在被我搞得不成样子了。

治疗师：如果抑郁症没有缠住你的话，你家里会变成现在这样吗？

当事人：我想不会。

治疗师：如果它不纠缠你了，你觉得你的生活会回复正常吗？

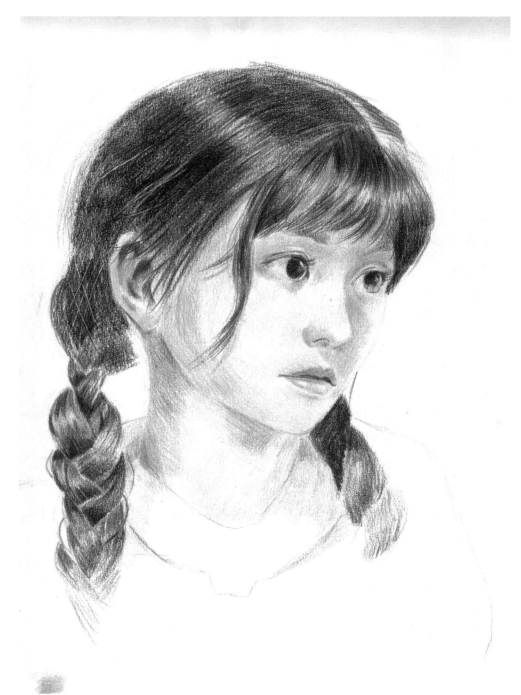

（插图 4：美丽而忧郁的少女）
李云聪临摹

当事人：这是当然，没有得这个病之前我还是蛮能干的，工作也不错。

治疗师：那么其实说到底并不是你的错，都怪"抑郁症"这个东西，如果这个病没找上你，你的家庭也不会变成现在这样对吗？

在进行叙事疗法的过程中，当事人由一开始持有的"我是拖累家庭的人"变成了"抑郁症缠住了我，拖累了我的家庭"。并且在这个过程中，"如果你将抑郁症的问题成功解决，你的家庭问题也会随之迎刃而解"的观点被当事人接受，这将会给他带来解决家庭问题、摆脱目前困境的可能性与希望。无形之中他会被赋予一种动力，去处理横在他面前的阻碍与巨石，从而到达美好的人生境界。

叙事疗法尊崇的是后现代学派，提倡对人的尊重，将问题和人分开，问题仅仅是问题，"人，才是我们需要重点关注的"。后现代学派跟古典学派之所以不同，是因为古典学派重视诊断人的问题，将问题看成是个体内在品质的一种外在表现，重在分析人的问题，解决人的问题。而叙事疗法的观点则是尊重人，这就是叙事疗法的创新之处！

外化的语言的使用，在叙事治疗中常带来惊喜的治疗效果：

1. 减少谁该为问题负责的无谓冲突与争论。

2. 减少因自己的原因试图解决问题却徒劳无功所带来的挫败感。

3. 让人们共同创造出一条通往目标的崭新道路。

4. 重新取得对生活和关系的控制权，重新思考问题及其影响。

5. 鼓励人们面对"非常严重的问题"时，能够采取比较简单、有效且自由的应对方式，减轻或消除人们对自身的压力。

6. 采取与问题对话的方式而非传统的内省独白的方式。

而这样惊喜的外化语言，放置在对抑郁情绪及抑郁症患者的心理治疗中，则有了其更丰富的含义与疗效。"语言的外化"是一个治疗手段、一个后结构主义的新理念、也是一门精妙绝伦的语言艺术。我们相信，对于某些抑郁症患者，叙事治疗的"外化语言"一定符合他们的需要。

第三，叙事治疗的语言魅力还体现在通过重视支线故事，来帮助当事人去扩展、了解和重新解构生命故事，引导他们采取更合适的立场看待问题。

叙事疗法的最终目的是解构，重新检视人所面临的问题与生命故事。从当事人最开始说出了他们矛盾、困难和沮丧的事件后，如果语言能够帮助他们根据不同的状况进一步深入这个话题，就会起到"丰厚生命故事"的作用，让其生命故事"由薄变厚"、并且充满活力和直观性。

用一个形象的比喻来说，一千个读者就会有一千个哈姆雷特。就像我们读戴望舒的《雨巷》：

雨　巷

戴望舒

撑着油纸伞，独自

彷徨在悠长、悠长

又寂寥的雨巷

我希望逢着

一个丁香一样地

结着愁怨的姑娘

她是有

丁香一样的颜色

丁香一样的芬芳

丁香一样的忧愁

在雨中哀怨

哀怨又彷徨

她彷徨在这寂寥的雨中

她撑着油纸伞

像我一样

像我一样地

默默彳亍着

冷漠、凄清，又惆怅

她默默地走近

走近，又投出

太息一般的眼光

她飘过

像梦一般地

像梦一般地凄婉迷茫

像梦中飘过

一枝丁香地

我身旁飘过这女郎

她静默地远了、远了

到了颓圮的篱墙

走尽这雨巷

在雨的哀曲里

消了她的颜色

散了她的芬芳

消散了，甚至她的

太息般的眼光

丁香般的惆怅

撑着油纸伞，独自

彷徨在悠长、悠长

又寂寥的雨巷

我希望飘过

一个丁香一样地

结着愁怨的姑娘。

——摘自戴望舒《雨巷》

那如"一个丁香一样地，结着愁怨的姑娘"，有的人认为是戴望舒写给施绛年的告白，适逢 1927 年戴望舒苦苦追求初恋施绛年最炽烈的时期。那诗中像梦一般凄婉迷茫、可望不可即的姑娘，象征了戴望舒对爱情的渴望期盼。而有的人则跳出爱情，将"丁香姑娘"理解为抗日救国的希望与梦想，在失望与希望、幻灭与追求相互交织的情调氛围中，抒发了那一代的知识青年彷徨苦闷的心路历程。

　　对生命故事解构的过程，就好像与人共同品读同一个文学故事。生命的故事就像是真正经历的客观事实，那"丁香一般的姑娘"，有人理解或许是爱情的告白渴盼，有人理解或许是抗日救国的希望。

　　推衍到我们的叙事治疗中，这个"生命故事"本身的客观存在，算一个故事版本，抑郁者自己觉察并形成他所认知的另一个版本，而文学艺术的语言则在最开始的叙说中，获取相关信息并形成其他的版本，与倾听者或作者共同再创作这个故事。这并非一个机械地由他人灌输故事版本使当事人接受，而是一个互相尊重、互相发展、共同利用后现代主义"尊重人"的观点，对故事中的问题进行再度解析的过程。

　　在共同创作"生命故事"并加以修正理解的过程中，我们需要高度觉察当前主流文化与社会观念对叙说事件的影响，避免人们的思想意识受到局限，重新衡量事件的意义和价值，共同创作崭新的"生命故事"。

第三节　叙事疗法的研究前景

　　叙事疗法的治疗价值，是通过语言的媒介，缓和情感上的冲突，达到情绪净化、精神成长的一种疗愈方式。语言叙事可以提高当事人对事物的洞察力，有助于自我认识和自我成长，肯定自我价值和尊严。疾病是医生临床决策的客观对象，病痛却是病人的主观感受，表现为叙述病痛，诉说痛苦经历。两者并不完全一样，叙事疗法（Narrative Therapy），始于咨询师对来访者在不受干扰的安全环境下，以尊重与专注的态度，促使当事人谈论他所关心的问题，而倾听者则专心倾听。通常，来访者的故事充满了挫折、失望、悲伤（有时甚至是绝望）以及一丝希望，而叙事疗法则将这些融合了痛苦、爱、困惑、喜悦、失望与悲伤的生活给予尊重和重新解构。

我们可以把这项工作推广至非咨询师的工作范围。很多小说、电影，还有一些善良的倾听者等，都是通过重新"命名故事"，使当事人摆脱情感困境，重获对自我和生命的认同和肯定。叙事疗法不同于"谈话疗法"的地方在于，倾听者可以对叙事者的故事进行"命名"和"丰富"，共同参与一个生命故事的建构，为生命面临的种种挑战找到一个"出口"。

对问题故事的重新和正确命名是叙事疗法的第一步，也是关键的一步。

学习生活中的许多问题，都可以用简短的文字进行问题命名，如"恋爱距离冲突""人际交往困难""失业"。也可以用形象的文字比喻现在的情绪状态，如用"乌云密布"描述自己的"抑郁与沮丧"，用"身陷沼泽"来形容自己的困境，用"遭遇暴风雨"来比喻自己面临的突如其来的打击和伤害……

我们将冗长的故事化为整洁凝练的语言，以概括的方式，协助人们重新取得对生活的控制感，使问题变得中性，变成在他们心中产生一种我可以控制这个问题的主观感受，以减缓内心压抑的情绪。

通过语言艺术减缓身心压力、解决困扰问题的举措，就是对问题的外化。而外化问题的过程常常运用拟人化的隐喻语言实现。拟人化是语言的修辞手法，把事物人格化，赋予事物和人类一样具有动作和感情的样子，一样的行为特点，生动形象地表达出情感。将语言的修辞手法运用到叙事疗法中，便是将问题直接人格化，从而减轻对人自身的压力。

比如一个性格孤僻与抑郁的大学生的叙述，不应描述他为"你是个孤独的人，你非常抑郁"，而应在遣词造句中使用拟人手法，描述为"孤僻与抑郁跟了你许久，这不是你的错"。又比如"抑郁干扰了你的生活"，而不是"你变得抑郁"。这样的手段可以协助人们提高觉察、运用语言的力量，以对抗问题带来的负面影响，把"问题"和"自我认同"区分开来，减轻因为问题带来的情绪压力，并寻找到解决问题的途径。

叙事疗法还可以帮助我们了解当事人的真实世界。科学证明，每个人体机能的变化并不能完全靠医学检验检测反映，生理病理指标有时与人身体的整体变化并不同步。这就需要重视倾听患者的诉说，全面收集当事人的疾病史、家族史、个人生活史、婚姻史、职业史、精神病史等，筛取各种可能有意义的病情资料。当事人的叙事，在诊断过程中起着重要作用，60%~70% 当事人的病情可通过经验丰富的医生对病史的收集、体检而得到正确诊断。只有依靠医学叙事，通过语言的双向沟通，倾听者才能详细了解当事人的病史，进入当事人的真实生活与情感世界，这也是叙事疗法不可或缺的一部分 [25]。

叙事疗法还可以通过语言改变导致当事人陷入抑郁的自我认知。当抑郁情绪困扰当事人，使当事人出现认知歪曲时，通过"讲故事"的方式，用叙事疗法的方式来改变他们的认知，被认为是一种可行且颇为有效的方式。如阿拉伯民间故事集《一千零一夜》（《天方夜谭》），讲述的是古代印度与中国之间有一萨桑国，国王山鲁亚尔生性暴戾残忍，杀死行为不端的王后以后，又每天娶一个少女，蹂躏后于次日清晨杀掉，以此报复女性。宰相的女儿山鲁佐德智慧、勇敢，为拯救无数无辜的少女，自愿嫁给国王。她采用讲故事的方法影响国王，每当讲到最精彩处，天刚好亮了。国王想听故事发展，不忍杀她，特许她下一夜继续讲。就这样，她的故事一直讲了一千零一夜，国王终被感动，反思自己阴暗的内心世界，领悟到自己的问题，与山鲁佐德白首偕老。这可以看作一个用医学叙事来改变人的认知的典型例子。当然，每个有爱有恨，有思想有情感的人，都可以通过叙事疗法来自救，改变自我认知，以此帮助自己走出心灵的雾霾，改写自己的生命故事，帮助自己成为一个有力量改变生活的人。

在抑郁患者运用叙事疗法的实例中，最著名的案例是对 47 例重度抑郁症患者所进行的治疗，患者的抑郁症状得到明显的改善 [26]。这给予我们通过语言叙事疗法治疗抑郁症以极大的信心。

在现代"生物—心理—社会"医学模式背景下，已经有人提出将床旁叙事疗法纳入现代医学人文发展中，加强对抑郁症等精神心理疾病患者的沟通交流，从而使医生可以全面了解当事人的心身状态，从而达到心身共治的综合治疗效果。

叙事是语言的艺术，叙事疗法是艺术性疗法，也是一种在医学上的人文关怀。随着学者们对叙事疗法的更多研究与运用，我们相信，不仅仅是深受抑郁困扰的人，还有更多有其他身心困扰的人将从中受益。

·第三章　表达性书写：书写的艺术与抑郁·

在叙述"表达性书写"与"抑郁"之前，请让我们先来欣赏电视剧《人民的名义》中相当精彩的一个片段，就当满汉全席、山珍海味之前的一点酸酸甜甜的开胃汤了。

赵德汉（惊慌）：这是哪儿呀，你们带我到这来干什么？

侯亮平：这不是你房子吗？

赵德汉：什么是我房子？我怎么可能有这种房子呢？这房子这么贵，我说实话想都不敢想。

侯亮平：给实干家看个视频吧。

侯亮平拿出手机，视频显示：赵德汉鬼鬼祟祟地进入豪宅。

赵德汉（慌张辩驳）：这是我朋友的房子，我……我借住的。

侯亮平（掏出一把钥匙）：这把钥匙你还记得吧。我今天就带你参观一下豪宅，带进来。

赵德汉颤巍巍地由人扶着进去。

赵德汉（蹲在地上）：侯处长，这房子真的，这真的不是我的。

侯亮平：你别以为房产证不是你的名字，我们就查不出来。你是够谨慎的，我们也不傻。

侯亮平将赵德汉带到冰箱前，打开里面满冰箱的红色钞票。

侯亮平：你说这房子不是你的，那这钱也不是你的了？

　　赵德汉（惊慌）：不是我的。侯处长，这谁呀，这谁把这么多钱放……放在我们家里的冰箱里的啊。这、这谁这不成心……

　　侯亮平：你现在承认这是你家冰箱了！

　　赵德汉（哭泣）：侯处长，我一分钱都没花，不敢，我们家祖祖辈辈都是农民，穷怕了，一分钱都不敢动，全在这儿。

　　侯亮平翻出满墙和满床的钞票。

　　赵德汉（平静地坐下）：侯处长，都在这了，我一分钱都没花。

　　侯亮平：你老婆知道这些钱的事吗？

　　赵德汉：我没告诉她，我是怕她为我担心。侯处长，你说我这样能从宽处理吗？我儿子还小，你说这万一进去，她娘俩怎么办。

　　侯亮平：早知如此何必当初，你当上处长也就四年多，你就贪，这得多少。

　　赵德汉：两亿三千九百九十九万五千四百元。

　　　　　　　　　　　　　　　　　　——摘自电视剧《人民的名义》

　　这一段是电视剧《人民的名义》中贪官赵德汉从惊慌狡辩、极力否认到愧疚哭泣、平静交代的过程。贪官赵德汉在刚开始阶段表现得很镇定，因为一开始检察官侯亮平没有拿出压轴性、决定性证据，只是在他住的地方与工作的办公室搜查之时（这两处并没有赃款或者犯罪事实的证据），因此他甚至都能一边与侯亮平聊天，一边津津有味地吃着炸酱面。

　　而后侯亮平亮出底牌，径直地将赵德汉一路带到他通过贪污受贿买来的豪华别墅前，他表现得非常紧张，满脸冒汗，极力狡辩，行为上走路颤颤抖抖，他紧张着自己隐藏的秘密。在侯亮平拿出确定性证据并且在别墅里翻出大量现金的那一刻，赵德汉一下子无法控制，哭泣着交代受贿事实。之后在与侯亮平谈话聊天中，语气平静，带着对人民的愧疚之情。

　　从文学上，这是一个贪官落马、迟到的正义最终来临的经典情节；从生理学上，这是一个压抑在内心的秘密表露之后带来身心轻松的经典案例。虽然藏在赵德汉心里不能被外人所知晓的秘密是被动的揭开展现在外人面前的，但是自从他的秘密彻底被曝光以后，我们看到的是一个双眼透露出深深愧疚与懊悔、语气却异常平静的赵德汉，甚至他还可以清晰地说出贪污受贿一共"两亿三千九百九十九万五千四百元"的事实。

当然，这样的案例不仅仅只存在于影视文学中，在现实中也有相关的例子与调查研究资料。在美国，关于测谎认罪效应有一个相当经典的现实案例——一个侵占挪用公款的银行副总裁，开始被测谎专家质问时，其血压、心率、皮肤电等生理水平会异于素日里平静而正常心境下的水平，而在经验丰富及洞察力极强的专家的反复质问和刺激下，承认了侵占挪用公款的事实之后，进行了第二次测试，他的血压、心率等生理水平恢复正常。甚至这个现实案例的结局也颇富戏剧性，这名银行副总裁甚至寄给了测谎专家一张明信片以表示感谢[27]。

不管是影视文学中赵德汉的例子，还是现实生活中银行副总裁的案例，都显示出当内心深处压抑的秘密被吐露的时候，我们的身心会得到"释放"。我想，这也是"表达性书写"建立的理论基石之一。

第一节　书写的艺术：表露内心的"神奇魔力"

语言是"说"的语言，我们通过说话聊天，从而与他人构建"生命故事"。所以有了麦克·怀特和大卫·爱普斯顿的"叙事疗法"。语言也是"写"的语言，所以有了詹姆斯·彭尼贝克的"表达性书写"与前者交相辉映。"说"与"写"的语言艺术，更是在这两者的理论与实践中表现得淋漓尽致，光芒万丈。

"写"是一门艺术：作家的"写"，是一部又一部表现或批判现实社会、表达对某种品质与情感的向往的作品；平常人的"写"，是一本又一本、一摞又一摞厚厚实实的日记本，囊括所思所想及所感。不管是作家还是平常人，不管是创作还是记录生活，都是语言所创造的"艺术"。因此，对于书写的艺术，我们暂时可以分为"记录式书写"与"创作式书写"。

所谓"写作"，如果溯其源头，本为"传情达意、展示人的精神世界"，即抒写内心。在写作的动机方面，中国作家贾平凹无疑是有代表性的。"不要被什么格式套住你，想写什么就写什么，熟悉什么就写什么，写清、写具体就好了。"在一场大病后，使他的文章又"多少有着病态的意味"。当代作家史铁生在疾病和死亡的困扰中，领悟到："既然死亡是必将到来的宿命，不如多寻些生的意义。"于是借助轮椅在各个图书馆间奔走、借书、阅览、写作，在大雨、大雪天，也不耽误看电影和创作。写作，是史铁生能够在困境中活下去，并在作品中再活一次的证明。

写作，本身既来自主体的写作欲望，也来自客体的现实源泉和受体的阅读需要，因此罗曼·罗兰（Romain Rolland）说大文豪列夫·托尔斯泰的创作是"俄国历史的一面镜子"，鲁迅先生的写作被称为"中国国民性"的"解剖刀"、救治民族劣根性的"药"。

而为什么在这里我们要极力将"写"的方式介绍给正在读这本书的您呢？且让我再来举一个熟悉的例子，因为我认为在这世界上比起严谨认真地阐述说明，倒不如讲一个鲜活有力的例子。

这是电视剧《小欢喜》里的一个片段。学习不好的方一凡想要追寻梦想，去参加艺考，但是作为母亲的童文洁认为艺考不现实而坚决反对，为此上演了一幕幕家庭矛盾的剧情。具体情境是学校为了高三孩子的心理健康，特意请了一位专业功底深厚的心理学教授，进行了一场"认识家庭，释放压力"的心理学活动，方一凡也带着他的爸爸妈妈前来参加。

方一凡，童文洁（方一凡的妈妈）和方圆（方一凡的爸爸）三人走进进行家庭心理活动的教室。教室里摆着三把背靠背的椅子，三把椅子面前各自对着三面镜子。

方圆：童文洁，童文洁，可以啊，这学校弄的，这屋够热的。

童文洁：是这样的，有点意思，这搞事情，还有镜子。

方圆（走到镜子前念着上面的字）：用心倾听，用心感受，认识家庭，畅所欲言。有点意思。

童文洁：这干吗都，都背着呀。干吗不把它转正了说话呀。

方圆：你要是把它都转正了，三个人，再发一副牌，就可以斗地主了。

童文洁：别闹。

方圆：人家背对背就是有原因的。就是让你这面对面说不出来的话，背对背就说出来了。你看着还搁着一镜子，这都有设计的，你知道吧。

方圆：你知道吗？童文洁，背对背这么坐着，看着自己然后跟后边人说话，这样胆儿比较大，知道吧。我其实有时候跟你呀，有些话说不出来，躺床上背对你的时候，没事，躺床上背对着你的时候，我也能说出来，你知道吗。

童文洁：背对背这都看不见脸。

方圆（坐下）：感觉挺好的。儿子，坐这儿感觉一下。可以，有点感觉，跟真的似的，有点氛围。

……

三人开始坐下。

方圆：谁，谁先说，儿子你先说。要不媳妇你先说。

童文洁：你就让他先说嘛。

方圆：行行行，方一凡先说，对！

方一凡（思索一阵）：这样，我给你们唱首歌吧！

方圆：唱，唱歌？唱……这唱歌。唱歌，行，唱歌也可以。好，好久没听你唱歌了。

方一凡：小小少年，很多烦恼……

方一凡唱起了歌，唱歌中童文洁和方圆都很感触，唱完都不禁拍起了手。

方一凡：爸、妈，我想告诉你们，我真的喜欢唱歌跳舞。我也希望得到你们的支持。妈，你以后别对我那么凶了。我不是个坏孩子，我只是个学习不好的孩子。

这时候童文洁感触地转过身看向方一凡，方圆也理解式的拍了拍方一凡肩膀。

——摘自电视剧《小欢喜》

所以，我们不难看出，有时候不面对人的表露形式，其实更容易让我们说出心里的话。在詹姆斯·彭尼贝克、约书亚·史密斯（Joshua M. Smyth）的表达性书写中，更多地倡导把当事人带在一个安静的、无人的、密闭的环境中独自写下自己想要表露的事情。这与例子中所写的"背对背坐着，这样胆儿比较大，平常说不出的话也更容易就说出"的想法不谋而合。

　　书写的过程就提供了一个让人直面内心，了解他人及进行对话交流的平台与方法。在这个过程中，我们将内心深处所隐藏的、平常觉得难以开口表达的事情，可以尽情地倾诉而出，将自己内心最真实的情感体验毫无保留交给自己手中所握之笔，通过笔的挥洒，转化为优美而准确的文字，流淌在白纸上，成为自身情感、思想、观念的印迹。

第二节　表达性书写与抑郁

　　表达性书写可以记录你的心情，记录你的观点想法，记录你觉得可以记录下来用以之后翻看回忆的事情。平日的写日记、周记，将自己这一天、这一周印象最深刻、最刻骨铭心、最具影响的事情与观点写在纸上；或者当代年轻人喜欢的朋友圈、微博、博客、空间说说，向朋友分享下自己此时此刻的喜悦、悲伤、惊讶或郁闷，表达自己当时最真实的感受与想法，这就是最简单、最原始的记录形式。

　　"记录式书写"如果按照书写的内容性质分类，当书写的内容为创伤性、敏感性、负面性经历的时候，这时候的"记录式书写"用一个专业的术语进行表达，那就是"表达性书写"。

　　"表达性书写"是由詹姆斯·彭尼贝克创立，经过了约书亚·史密斯的延展，再加上后来许许多多的学者不断的创新拓展，"表达性书写"的光芒更显熠熠生辉。在"表达性书写"的理念提出后，许多有力的证据都证明了"表达性书写"具有重要的疗愈力量。

　　著名心理学杂志——《当代心理》曾经在 20 世纪 80 年代进行过一项实验，发现有童年创伤性经历的人比没有过的人有着更高的疾病发病率[28]，总体来看健康数据不如没有过童年创伤性经历的人；之后，研究人员在大学生中进行了对照实验[29]，发现相对于书写了日常中性的、无关痛痒的生活琐事的人来讲，酣畅淋漓地在纸上写下了自己一件创伤性经历并且认真谈论自己对此的想法的人，心情愉悦程度和身体状况将大为提升，之后去做心理咨询的比例更小；后来詹姆斯又与医学院的研究学者合作，用相关的生理指标证明了书写创伤经历有益身心健康。精神分裂症的病人也可以从中受益，通过书写表达的方式使他们自身的消极情绪相对减少，从而相对缓解精神分裂症的病情，如果每天坚持进行表达性书写 20 分钟，能够持续 30 天以上，对提高本人幸福感会有一定的帮助。 通过"书写表达"对侵扰性事件的脱敏作用，减少忧郁情绪的影响。在社会工作方面，通过对比失业人员是否进行表达性书写与再就业成功率的方式，证实了表达性书写对正常社会人群的再就业也有明显帮助。

　　首先，"表达性书写"是当事人用书面语言表达出那时那刻隐藏在他们内心深处的敏感、不愿与人谈及的事或者是一些有关于身心的隐秘情感，因此，对正常人的身心健康有益。如果我们将人的内心比作是一片空空的、方兴未艾的土地，我们经历的快乐与幸福、获得的关爱与友善，将成为一粒粒鲜活的种子与健康的树苗，干净的雨水与温暖的阳光，会让这片土地慢慢变得枝繁叶茂、鸟语花香，犹如世外桃源与人间仙境；而我们所经历的被伤害，就像天上落下的酸雨与地上的污水、冬日的阵阵寒风与冰雹的侵蚀，破坏我们这片还未耕作的土地，这片土地也许会变成热浪袭人的漫漫大漠，也许会形成毫无人烟的寂静沼泽。就算是日后有强大热烈的阳光普照这片土地、干净充足的雨水冲走地上的一切，但掩埋在土地下的痕迹却最难消磨。

　　人的内心也是一样，人们会将曾经所承受的重大伤害或者过往的深刻思考深埋在内心。而且人的大脑有一种自然的能力，强迫自己去理解周围的世界，令自己思考一个个困扰的经历，这就造成了一定程度的心理困惑，日积月累就会形成抑郁状态。

　　当然，如果能将人们对别人造成的重大伤害事件写出来，也会有类似的结果。当我们对别人造成伤害的同时，内心中、性格上、灵魂里所形成和构建的道德评价，或者简单的可称之为"良知"的东西，将会犹如那位永远活在戏剧、小说、电影、电视剧里，头戴乌黑官纱、黝黑而端正的脸庞上标配着一个弯弯月亮、对待人世间任何罪恶与丑陋决不姑息妥协的包拯，对我们进行严格的道德审判和评价。

当然了，中国故事里的"包青天"，可不是活在大仲马的《基督山伯爵》中那位检察官杰拉德·德维尔福，这个人是真的虚伪阴险、狡诈奸猾，为了自己的仕途不受影响而欺骗善良单纯的唐泰斯，还设计陷害唐泰斯并将其抓捕入狱，是真正的罪大恶极之徒，这种人是不会陷入抑郁的，惩罚他们的只有法律的制裁。

詹姆斯·彭尼贝克在《表达性书写》一书中，记录了一个经典的案例：一位经历过越南战争的美国士兵曾患有创伤后应激障碍，在心理治疗师的引导下，说出了自己曾经在丛林作战中虐待杀害了一名越南女兵，通过相应的检测可以很明显地发现，他在说出这个事件后，不论是皮肤电、心率，还是血压都比表露之前正常许多。

如果将这些不愿意说出的秘密视为我们身上担着的重量，在我们表露之后，这样的重量将会减轻许多。恰当地表达人自身的情绪体验，会规避歇斯底里症状的出现，正如弗洛伊德认为的宣泄是人的本能之一。或者又像上文所说，我们通过表露，就像用锄头将土地表层翻开，去暴露被黄土掩盖的"腐烂与污水"，那些在我们心中深埋于底下的"腐烂与污水"将会在语言文字的引导下，接受温暖和煦的阳光、干净充足的雨水，接受鸟语花香、蔓蔓青草，进而逐步净化成为滋养生命的强大力量。

科学研究证明，当人们用语言表露了"压"着自己的事件以后，我们的心率与血压将会有所下降并趋于正常，特别是皮肤电在人们表露之后会有所下降（皮肤电高的时候可以视作为一种身体的抑制反应）。同时一些学者的研究分析表明，表达性书写对我们生理健康的促进作用可能还会更大一些 [30]。

应该感谢那些研究了测定血压、心率、皮肤电技术的科学工作者，正是他们发明了这些仪器和技术，使得我们可以通过测定人体的生理水平指标变化，而更加科学严谨地下一个结论——"表达性书写"将有益我们的身心健康，因为我们可以靠自己的力量，从书写中发现疗愈的力量。

同时，研究表明，情绪状态的表露与减少了看病的次数、减少了不必要的药物、以更积极的方式生活等评价标准也有相关性 [31]。

其次，"表达性书写"有益于抑郁症病人的康复。凯瑟琳·卡潘（Catherine Kapan）的实验研究发现，患有重度抑郁症的病人，书写情感激烈、深抵心灵的事件时，相对于书写平和感情话题，抑郁程度总体会降低并能持续一段时间。

现今，在国内外的"表达性书写"领域都开始关注一类特殊人群——微笑型抑郁症患者。

"微笑型抑郁"，如果正在阅读此书的您是第一次接触到这个名词，也许会稍稍的惊讶，明明在我们的认知与理解中，"微笑"是与"积极""乐观""健康"等美好词语相挂钩的，但是怎能和"抑郁"这样带着消极、悲观、不健康的词语相结合呢。

请不要惊讶，"微笑型抑郁"的确存在，也是抑郁症的一种表现。这其实是传统文化对人性的一种长期禁锢。在湖南卫视芒果台的热播综艺《明星大侦探第三季》里，关于"无忧酒馆"主题的一期节目中就涉及"微笑型抑郁症"的话题。撒贝宁解释"微笑型抑郁症"的概念时讲到：微笑型抑郁症的人，也许你根本发觉不了他有病，他会在众人面前表达出非常自信乐观的状态，但实际上他内心的病态，也许连他自己都发觉不了。我们从周围的文化环境中，常常得到这样一些信息，应该随时保持坚强乐观，不要让人看见你的脆弱，不能让人听见你的牢骚，脆弱和牢骚几乎毫无用处，甚至会让事情更糟，然而情感的无法表达，则直接促使抑郁情绪的蔓延和发展。

"微笑型抑郁症"患者，顾名思义，就是一类外在表现出积极乐观、面带微笑的情绪状态，然而内心却并非如他们外在表现的那么愉悦与开心的人群。据相关调查数据显示，在我国这类病患更多的发生在都市白领或者服务行业，且男性多于女性，他们往往可能出于职业与自尊的需要，在工作与生活中常常强颜欢笑，将内心的负面情绪积压在心底并不表现出来。在 2009 年的一项关于广州市地区大学生微笑型抑郁症的调查分析中显示，微笑型抑郁症在大学生群体中的比例日趋增加 [32]。

很多表面开朗爱笑的人的这种"微笑"，并不是发自内心深处的真实感受，而是一种负担。他们的内心正在经历巨大的痛苦、煎熬甚至惊涛骇浪。为了不影响工作和他人而刻意掩饰自己的情绪，故作强颜欢笑，但并不能消除工作、生活等各方面带来的压力、烦恼、忧愁，有"微笑型抑郁症"的人通常会在忧郁和痛苦的泥潭中越陷越深，难以自拔。

患有"微笑型抑郁症"的人，其实他们在人前是无法轻松从容地表达出内心消极与悲观情感的，仿佛就是一个戏剧中人，打造了一款礼貌而得体、微笑与乐观的面具戴在脸上，外人看到的只是他们脸上那抹微笑，其实他们内心中被过多压抑着、用理智与意识控制住的悲观情绪并未消减，只是阻隔在"微笑型脸谱"之下，难以被外人甚至他们自己发现而已。

在中国的传统文化中，"微笑型抑郁"似乎有着比较牢靠的土壤。例如在《曾国藩家书》里有这样一句："好汉打落牙齿和血吞，真处逆境者之良法也。以能立能达为体，以不怨不尤为用。"

这就演变成如今一句比较流行的语言——"打碎牙齿和血吞"，用以形容那些忍气吞声的人，讲究的是一种忍让、息事宁人的态度，是个略微偏中性的词语。这大约与中国传统文化教育中，注重"忍"与"面子文化"有关。"面子文化"是中国儒家传统文化的一部分，也与注重廉耻的耻感文化、社会取向的文化以及中国是人情社会有极大的关系[33]。

而彭尼贝克开创的"表达性书写"的治疗方式，恰到好处地避开了"微笑型抑郁症"的敏感区域。这项独具魅力的治疗中所提倡的正是在一个封闭、安静、保密、不被外人所窥探的环境中，就用简单的纸与笔写下自己内心深处压抑着、平时没有过多的向外人吐露的事情与心结[34]。这与我们上面所提到的电视剧《小欢喜》中背对背相互坦诚、相互表达自己心声与想法的家庭心灵沟通形式有异曲同工之妙，皆避开了人与人面对面时候，不好意思开口的局面。当人在一个安静舒适的环境中，没有外人打扰，也不会有认识的人知道自己真实的故事与想法，所谓体面的问题也不在考虑范围内，因而那些平日里的"伪装"被放下，情感和思想如清冽的泉水喷涌而出，瞬间扯烂了掩盖在生命之上的烂泥与腐臭，语言为"微笑型抑郁症"打开了通向大千世界倾诉的大门，没有任何"理智"的限制与拘束，内心的想法与感受，缓缓地流淌在纸笔之间，生命之树得以茁壮成长。

有研究表明，表达性书写可以通过改善与调节情绪相关的经验，影响对压力刺激和负面情绪的注意和习惯，并且可能会影响与压力源和压力反应相关的认知重构，调节我们的生理反应与行为反应，促进情感平衡的实现，有益于增强和促进身心健康，从而达到调节压力的效果[35]。

"微笑型抑郁症"的人群常常会为了生活的"体面"，从而压抑自己内心深处真实的想法，这正好与彭尼贝克的观点不谋而合，表达性书写针对这类特定的人群，重新认识、评价消极事件以及负面情绪，可起到整合情绪变化、改变原来应对压力作用的方式，形成新的认知结构，达到治疗效果。

所以，虽然"表达性书写"这把钥匙，不是专一的只能开"微笑型抑郁症"这把锁，还可以打开其他关于引导慢性疾病人群的身心健康的锁，但这把钥匙开锁的效果是出奇的好。我们相信随着更多研究的深入，"微笑型抑郁症"人群将获得更多更有效的身心辅导与治疗。

分享喜悦容易，倾诉悲伤较难。当超过自我的承受阈限时，消极情感也许就会产生不可阻挡的催迫，使精神世界崩塌。所以适时地给自己的精神情感阀门放一放水，采用创作的方式让我们保持身心健康。当代作家王小波似乎就是这样认识创作的，他说，"我从来没有希望自己的小说有许多受众"。他热爱写作，倾注于表达，在写作的过程中可体会到交流的快乐，享受写作带来的种种感觉，倾注于不遗余力地用自己的语言和创作方式进行着真诚地表达内心的文字组合。但他也许并不完全了解，他那些看似自我表达的语言文字，又给多少人带来了生命激荡的力量和自由的体验，这便足以抚慰他孤独寂寞又不甘服输的人生了。

第三，"表达性书写"可以帮助人消解抑郁的情感冲突。被压抑的强烈的负面情绪常常不经意闯入，是抑郁症的主要表现之一。那些会打断整个系统操作的、个体情感冲突的情绪称为情结，也就是情感冲突。情感冲突常常会作为闯入记忆，扰乱人的心智、消耗人的精力。闯入记忆特别有害，因为它往往代表着压力事件的无意识记忆，并且会让人恢复经历压力痛苦的无助情绪与认知。

减少闯入记忆，可用表达性写作把原先经验的规模和复杂性降低，从而使记忆工作的负担减轻。在表达性写作过程中，负面事件的记忆化于故事中，把情绪和意向转换为书面语言，减弱了那些负面情绪的压力，改变了压力事件记忆的性质，减少了内外刺激激活他们的可能性，让记忆从高通达状态变为非激活状态。同时写作又使事件形成叙事连贯，达到因果认识的领悟或顿悟。

"表达性书写"关心的是个人内在经验而非最后的产品，鼓励个人自我表达，帮助人们成为生活环境的创造者，能让人产生更强大的自我价值感和领悟到生活的真谛。因此王小波曾说过有关"表达性书写"本身的意义：

人在写作时，总是孤身一人。作品实际上是个人的独白，是一些发出的信。我觉得自己太缺少与人交流的机会——我相信，这是写严肃文学的人共同的体会。但是这个世界上除了有自己，还有别人；除了身边的人，还有整个人类。写作的意义，就在于与人交流。因为这个缘故，我一直在写。

我觉得所有作家分成两类，一类在解释自己，另一类在另外开拓世界。前一类作家写的一切，其实是广义的个人经历，如海明威；而后一类作家主要是凭想象力来营造一些什么，比如卡尔维诺、尤瑟纳尔等人。现我正朝后一类作家的方向发展，所以写出的东西看上去有点怪。我觉得一个人要把写作当作终身事业来做的话，总要走后一条路。

必须承认，我对文体有特殊的爱好，别人未必和我一样。但我相信爱好文学的人会同意我这句话：优秀的文体之动人之处，在于它对韵律和节奏的控制。阅读优美的文字会给我带来极大的快感……我开始写作，是因为受了好文章的诱惑。

我以写作为生，我知道某种文章好，也知道某种文章坏。仅知道这两条尚不足以开始写作。还有更加重要的一条，那就是：某种样子的文章对我来说不可取，绝不能有让它从笔下写出来，冠以我的名字登在报刊上。以小喻大，这也是我对生活的态度。

·第四章　创作与抑郁·

第一节　作家的那些"忧愁抑郁"

有些作家的创造性语言表达，即"创作"也可以有效地消除当事人或阅读者的抑郁情绪。人都有那么一瞬间，灵感突然涌现，就如日本动漫中，侦探柯南标配的那道蓝底白光划过，你的脑海会想起一些字词句或一段文章。所以才会有徐志摩轻轻的挥手，作别西天的云彩；所以雾打湿了舒婷的双翼，风不容她迟疑；所以戴望舒在天晴的时候，去小径中走走，感觉凉爽又温柔。

作家是诗意的作家，作家也是忧愁的作家。在他们的笔下，可以有"师徒四人顺利结束西天取经之行，回到大唐东土传播大乘佛法"的坎坷与圆满，也可以有"黛玉葬花离世，宝玉伤心出走"的无奈与遗憾。

可以有杜丽娘化为魂魄找到柳梦海，人鬼相恋，起死回生，有情人终成眷属的梦幻结局；也可以有作家张恨水《金粉世家》中冷清秋心酸离去，奔向南方，金燕西幡然醒悟，寻心爱之人无果，心灰意冷远渡重洋，两人在对向行驶的火车里错过的失落。

可以有作家麦加《暗算》里像精灵一样的黄依依，天纵奇才般地破译了难于上青天般的"光复密码"，也可以有她在那样的时代里求而不得的爱情，最后以屈辱的形式离开人世。

可以有电视剧《亮剑》中李云龙奇招迭出，舍生忘死，驰骋疆场，抗击日寇的战火烽烟，也可以有他站在军校的讲台上，穿着整洁的军装，意气风发，酣畅淋漓地论述的"亮剑精神"。

海子写下"面朝大海，春暖花开"后自杀离世，那么温暖的诗句却隐藏着这么遗憾的人生结局；阳光明媚而温暖的词语，却在美国诗人艾米莉·狄金森（Emily Dickinson）的笔下，显得有一丝丝悲凉——"我本可以容忍黑暗，如果我不曾见过阳光，然而阳光已使我的荒凉，成了更新的荒凉"；我之前一向认为能说出"和马克　吐温在一起可真糟糕，他一演讲我就得站着"的马克吐温，他的形象一定是幽默风趣、热情活泼，然而就是这样一位幽默大师，其作品与生活中仍透出一丝丝抑郁的气质。

似乎古今中外这"忧伤""郁闷""失意"常常就与诗人、作家等文学艺术创作者联系紧密，就好像这抑郁是"艺术家的疾病""文学家诗人的疾病"。严歌苓是我们非常熟悉的一位美籍华人作家，那些个性鲜活、勇敢的风尘女子，便是由严歌苓创作而成。就像我们习惯于看到鲜花与掌声前的荣誉与成功，往往会忽略在这鲜花与掌声背后所隐藏的一些或心酸、或忧伤、或不像表面那般暖色调的故事。

严歌苓也被抑郁情绪所困扰。她从小就崇拜爷爷，曾经在一次访谈中说道："我从小就对爷爷很着迷，16 岁上大学，会多种语言，博闻强识；25 岁读完博士；40 岁自杀。这个人对我来讲太精英了。"所以在一些研究严歌苓与抑郁的学者看来，虽然可能在严歌苓家族遗传基因里潜藏着有与抑郁症相关的家族基因，但不可忽视的是，我们更应看到的似乎是创造性的写作活动将严歌苓从残酷又荒谬的现实中拯救了出来[36]。所以我们在思考抑郁形成原因的同时，更应该积极探索把人类从抑郁的泥潭中真正拯救出来，使人类恢复生机与活力的正确方式方法，比如文学艺术创作与欣赏。

作家严歌苓没有像海子、海明威甚至张国荣那样对世界绝望。虽然她也经历了初恋失败、婚姻破裂、难以维持生计的烦恼，这些困扰也使严歌苓一度深陷失眠抑郁的边缘。但由于她热爱创作，并在创作中融入了大量自己的生活情感体验和丰富的想象力，尤其是她和丈夫劳伦斯被 FBI "搅局"，但劳伦斯毅然选择她与爱情。这些现实中不如意的事，在严歌苓的笔下终成了长篇小说《无出路咖啡馆》。她的作品或多或少都透露出她所经历的生活，所目睹的世界的一种真实生命感受和深刻反思，最终使自己幡然醒悟。也许正是通过这样的反思，在这些文字中，作者重新建立了崭新的、有力量的认知架构，才使严歌苓成功走出了失眠悲观的悬崖边缘，从而开始了她的美好生活和幸福婚姻。

所以，用语言文字"创作"，这一创造性活动的疗愈力量值得我们深思。书写可以是像写日记一样用语言随心记录，也可以是凝结心中所思所想进行高层次的文学艺术创作。记录与书写，都有益于不良情绪的宣泄，自我观点的表达，是调节情绪、自我确立、保障身心健康的重要手段之一。荣格还含蓄地指出，每个人都可以成为诗人，并通过不尽相同的创造力塑造自己独特的意义体系和世界[37]。

语言艺术是情感与哲思的承载。直面个人的想法和感受，对短期或长期健康具有显著的益处，给理智找到营养，为情感找到出口。作家的创作，表达的是个人的某种创造，更是所有人的真实感受。下面这段歌词，将也许是永远不能相见、也许是深切感受到死亡的悲情尽情抒发，生命苦难得到了升华。

Seasons in the Sun / 阳光下的季节

Goodbye to you my trusted friend / 别了朋友，我的挚友

We've known each other since we were nine or ten / 我们已相识很久，那时我们还是孩子

Together we've climbed hills and trees / 我们曾一起爬过无数山丘、树丛

Learned of love and ABC's / 一起学会了爱，还有许多等等

Skinned our hearts and skinned our knees / 也曾一起伤过心，一起破过皮

Goodbye my friend it's hard to die / 别了，我的朋友，友情是不死的

When all the birds are singing in the sky / 到了鸟儿们一起飞到天空中歌唱的时候

Now that spring is in the air / 春天就弥漫在那空气中

Pretty girls are everywhere / 到处都会有可爱的女孩

Think of me and I'll be there / 想起我，我就会在那春天里

We had joy, we had fun, we had seasons in the sun / 我们曾欢喜，我们曾快乐，我们曾拥有那些阳光下的季节

But the hills that we climbed were just seasons out of time / 但我们爬过的那些山，却早已经历了多少沧桑啊

Goodbye Papa，please pray for me / 别了，爸爸，请为我祈祷吧

I was the black sheep of the family / 我曾是家里的害群之马

You tried to teach me right from wrong / 你总是试图教我改邪归正

Too much wine and too much song / 太多的酒，太多的歌

Wonder how I got along / 真不知我是如何过来的

Goodbye papa，it's hard to die / 别了，爸爸，亲情是不死的

When all the birds are singing in the sky / 到了鸟儿们一起飞到天空中歌唱的时候

Now that the spring is in the air / 春天就弥漫在那空气中

Little children everywhere / 到处都会有淘气的孩子

When you see them I'll be there / 当你看见他们时，我就会在那里

We had joy, we had fun, we had seasons in the sun / 我们曾欢喜，我们曾快乐，我们曾拥有那些阳光下的季节

But the wine and the song like the seasons have all gone / 但那酒与歌，就像那些季节，早已流逝而去啊

Goodbye Michelle， my little one / 别了，米歇尔，我的小宝贝

You gave me love and helped me find the sun / 你给了我爱，使我找到了阳光

And every time that I was down / 每当我消沉的时候

You would always come around / 你总是会来到我身边

And get my feet back on the ground / 让我重新站起来

Goodbye Michelle，it's hard to die / 别了，米歇尔，爱情是不死的

When all the birds are singing in the sky / 到了鸟儿们一起飞到天空中歌唱的

时候

　　Now that the spring is in the air / 春天就弥漫在那空气中

　　With the flowers everywhere / 到处都会有美丽的花儿

　　Wish that we could both be there / 我希望我们能一起徜徉在那春天里

　　We had joy, we had fun, we had seasons in the sun / 我们曾欢喜，我们曾快乐，我们曾拥有那些阳光下的季节

　　But the hills that we climbed were just seasons out of time / 但我们爬过的那些山，却早已经历了多少沧桑啊

——摘自 Westlife 的歌曲《Seasons in the Sun》

　　这首歌词，有无法逃避的悲惨现实，有对逝去美好的不断怀念，也有现实中无法逃避的悲惨现实。歌词冷静中透着力度，悲伤中流露出欢愉，矛盾中表达人的真情实感，以艺术享受的形式给人思想的启迪，走出情感的迷茫与痛苦。阅读和欣赏文学艺术作品的人们，不再以一己的悲欢去理解个人的过去与未来，而是以一种更加睿智的人生态度去体验生活，去满足深藏于内心的渴望。英国文学家、艺术家欧斯卡·王尔德（Oscar Wilde）曾说过，他所创作的人物形象中，巴西尔是心目中自己的形象，道连格雷是期望中的形象，亨利勋爵是世人眼中他的形象。

第二节　创作的治疗力量

　　表达性书写一方面作为人类的精神粮食，表露着我们内心最深处的想法和感受，维系着我们的身心健康，包括免疫系统、心血管系统，甚至大脑和神经系统的正常生理活动；另一方面，表达性书写如果转化为文学创作活动，可以参与到现实的重建中，参与到人类生生不息的对生活世界的拓展过程中。这体现了德国哲学家恩斯特·卡希尔（Ernst Cassirer）在《人论》中提出的观点：人不是消极的被决定者，而是能动的创造者。

正如音乐为心灵插上翅膀，飞跃无意识的彼岸，文学创作活动也为心灵打开一扇又一扇窗户，为没有出路的人生打开一个个出口，让无法延续的情感在字里行间生生不息，引起世人共鸣，让个体的生命和自我的价值得以重生和延续。

例如歌德的《少年维特的烦恼》。如果说震撼美国青年一代的小说，那首推杰罗姆·大卫·塞林格（Jerome David Salinger）的《麦田里的守望者》，而对于德国甚至整个欧洲而言，《少年维特的烦恼》也毫不逊色，在德国青年中有着非同凡响的地位。

在《少年维特的烦恼》中，歌德用优美的文字讲述着以他本人经历为原型创作而成的一个失恋故事。维特在乡间爱上了好朋友的未婚妻——一位年轻活泼的姑娘，而这位姑娘忠实于婚约的行为，使得维特伤心绝望地告别离去。

我像鹈鹕一样，是用自己的心血把这部作品哺育出来的，其中有大量的出自我自己心胸中的东西，大量的情感和思想，足够写一部比此书长十倍的长篇小说。我经常说，自从此书出版以后，我只重读一遍，我当心以后不要再读它，它简直是一堆火箭弹！一看到它我心里就感到不自在，深怕重新感到当初产生这部作品时那种病态心理。使我感到切肤之痛的，迫使我进行创作的，导致产生《少年维特的烦恼》那种心情，毋宁是一些直接关系到个人的情况，原来我生活过、恋爱过、苦痛过，关键就在这里。[38]

这是歌德创作《少年维特的烦恼》后说过的话。不难看出，歌德创作与他那创作时"病态心理"——严重的抑郁是联系在一起的。据说歌德在创作前一度陷入想要自杀的状态中，在创作完以后，这样的想法就像是冬日的寒风一样，被春日的和风给赶走，他再不想自杀了。所以我们要无限感激歌德在自己最沉痛和忧郁时，选择了用创作的方式来表达自己的情感和思想，否则后世之人再无法享受这位伟大的作家、思想家和科学家留下的巨大精神财富。

这部《少年维特的烦恼》其实是带有一丝自传的味道在里面，可以说故事里维特的情感世界与歌德本人是一脉相承、息息相关的，因此我们不妨随着维特的故事来了解三世纪之前的歌德。

　　维特本身喜爱诗画，热爱自然，情感世界丰富多彩，不然也不会在来到这个"本身并不宜人，周围却有一片难以形容的自然美景"的乡村，发出了"一种奇妙无比的欢畅沁透了我的整个灵魂，正如我全心全意欣赏的这甘美的春晨一样。我在这儿独享生命的欢乐，这个地方正是为我这样的灵魂创造的……当我眼前暮色弥漫，天地渗入了我的灵魂，由于映入情人的倩影时，我往往满怀渴望潜心思忖：哦，在我心中活动的景物是如此的疯狂，如此温暖，但愿你能挥洒自如，使他重现在纸上，它会成为你灵魂的镜子，犹如你的灵魂是永恒的上帝的镜子一样。我的朋友——但是我力不胜任，我慑服在这些景物的壮丽神威之下了"的感慨。

　　同时维特似乎也承载了歌德自己或者是歌德好友卡尔·威廉·耶路撒冷（Karl Wilhelm Jerusalem）的部分抑郁与忧伤的影子。在这里，我想重点介绍一下《少年维特的烦恼》中八月十二日这封信里的内容。

　　在八月十二日的书信中，好友阿特贝尔给了维特一把没有子弹的手枪，并告诉他不装子弹的原因，乃是因为之前将一把带有子弹的手枪交给别人保管，却不幸突然走火，伤到了一位姑娘的右手拇指。这时候，戏剧性的一幕出现，维特"用一个戏剧性动作把枪管抵住自己的右眼上面的前额"。

　　——（阿尔贝特）"喂！"阿尔贝特说，一把夺下手枪，"你这是干什么？"

　　——（维特）"枪里没有装弹药呀，"我说。

　　——（阿尔贝特）"虽然是这样，你这么干是什么意思？"他不耐烦地说，"我不能想象一个人怎么能傻到开枪打自己；光是这个想法便叫我恶心。"

　　——（维特）"你们这些人哪"我嚷道，"每逢谈起一件事，总要立刻说，这是愚蠢的，这是明智的，这是好的，这是坏的！这究竟是什么意思？你们对一个行为的内心动机研究过吗？是不是确切知道事情的原委，为什么发生，为什么一定发生？如果你们能够这样，便不会那么急于做出判断了。"

　　——（阿伦贝特）"你得承认，某些行为总是罪恶的，不管他们可能出于什么动机。"

——（维特）"但是，亲爱的朋友，这里也有一些例外。不错，盗窃是种罪恶，但是有人为了拯救自己和亲人免遭马上饿死，才去偷窃，那么应该同情他呢，还是去惩罚他？一个丈夫，出于正当的怒火，杀死不忠实的妻子和她卑鄙的奸夫，谁能第一个举起石头打他？当一个姑娘忘乎所以，陶醉在爱情的极乐之中，处在狂欢的时刻，谁又能如此对待她？哪怕是我们的法律，哪怕是冷血的道学家，也会感动，不去惩罚他们的。"

——（阿伦贝特）"这完全是另一回事，因为一个人被激情冲昏头脑的时候，已丧失一切思考的能力，应该看作是一个醉汉，一个疯子。"

——（维特）"噫！你们这些理智健全的人！激情！醉酒！疯狂！你们冷眼旁观，没有一点同情心，你们这些道貌岸然的人！嘲骂醉汉，厌恶疯子，像祭司那样走了过去，又像法利赛人那样感谢上帝，感谢他不曾把你捏造成像这些人一样。我曾经不止一次喝醉酒，我有时激情勃发，也总和疯狂相仿，对此两者我并不悔恨：因为我从自己的经验中懂得，凡是建立过丰功伟绩或非凡事业的杰出人物，总是被人骂成醉汉或疯子。"

——（维特）"甚至在日常生活中也是如此，只要有人做出一些比较慷慨、高尚、出乎人意料的事情时，总免不了听到说：'这个人醉了，这个人是疯子！'这真叫人受不了。可耻呵，你们这些清醒的人！可耻啊，你们这些圣贤。"

——（阿伦贝特）"这又是你的怪癖想法。你什么事情都爱夸张，至少这回你肯定错了，我们现在谈的是自杀，你竟拿它和丰功伟绩相比；自杀只能是软弱的表现。因为寻死比坚韧不拔地忍受苦难的生活要容易。"

——摘自歌德《少年维特的烦恼》中八月十二日的书信（为了使正在读此书的亲爱的您方便理解，我特意在每句话之前加入了说话人的身份）

虽然我不会像阿尔贝特那样，武断地就将维特举枪放在太阳穴的举动视作一种绝对愚蠢、绝对软弱的行为，但是就如维特所言——"你们对一个行为的内心动机研究过吗？是不是确切知道事情的原委，为什么发生，为什么一定发生？"我们需要好好去想想维特这一举动背后所隐藏的动机。也许就像维特最后的结局那样，可能维特自己都没有意识到，在他潜意识可能就存在了这样自杀的念头；或者从另外一个方面来讲，维特承载了歌德的意识——对生命、对自杀这一行为的理解与认知。其实在他看来，自杀有时候比继续忍受生活苦难更有价值[39]。书中八月十二日这封信算是文中比较直白表露了维特、表露了作者对于自杀这一举动的看法。甚至在这封信的后半段，更是直接列举了一个不久前淹死的姑娘：

> 一个年纪轻轻的好姑娘……终于遇到一个男人，她被他深深吸引，无力抵抗，而把自己的希望完全寄托在他的身上，周围的一切都丢在脑后，除了他，她什么也听不见，什么也看不见，什么也感觉不到，心里只有他，只渴念他一个……最后她伸出手臂，想把种种愿望抱住，不料她的情人竟抛弃了她……她感到孤独，感到被全世界遗弃。她盲目地接受内心剧痛的催迫，纵身跳了下去，在死神的怀抱中平息自己的痛苦。

文中所创造的这个为爱自杀的姑娘，有着歌德好朋友耶鲁撒冷的影子，也有着歌德的影子。耶鲁撒冷作为歌德的好友，与歌德爱上了忠诚的夏绿蒂一般，耶鲁撒冷也爱上了一位同事的妻子。他们在追求似乎永远都不会开花结果的爱情，而最后忧郁懦弱的耶鲁撒冷借了克斯特纳的手枪结束了自己的生命，而歌德写出《少年维特的烦恼》，将内心真实的情感宣泄在了字里行间，最后走出了失恋绝望的阴影。

是的，耶鲁撒冷就犹如文中选择淹死的姑娘一般，在内心剧痛的催迫下一时冲动，选择了死亡，希望在死神的怀抱中平息精神的无尽痛苦。歌德在听闻耶鲁撒冷的噩耗后，内心久久不能平静，原本心内就有一片森林草木，耶鲁撒冷的死犹如扔了一把燃烧的干柴，瞬间点燃了整片森林。

但幸运的是，歌德选择用文学创作的方式，平息自己胸中熊熊燃烧的"火"。据传，歌德仅仅只用了四个星期的时间就完成了这部影响一代又一代读者的伟大作品。

　　作家的创作，可以理解为文学作品具有感情升华的作用，一般来说，这是心理防御机制的一种积极形式。人原有的行为或欲望，如果直接表现处理，可能会受到处罚或产生不良后果。如果能将这些行动和欲望导向比较崇高的方向，具有建设性，有利于社会和本人时，就具有升华作用。将被压抑的不符合社会规范的原始冲动或欲望，用符合社会要求的建设性方式表达出来，也许就是所有表达性艺术所起到的升华作用吧。

　　当然，我们并不能就此武断地、简单地将耶鲁撒冷与歌德经历对比起来，然后得出创作能够化解抑郁的结论，毕竟耶鲁撒冷与歌德的性格、故事经历、教育背景等具有差异性，无法进行比较或混为一谈。

　　但从歌德将自身和朋友的经历创作为故事的过程中，我们不难看出"创作"这一行为，确实会在情绪、心理与认知方面起到一定的积极作用。至少将自己的情感体验带入创作，将内心压抑的、负面的、愤懑的情绪去宣泄、消化、补偿，这也就是创作治疗力量的所在。就像歌德曾经说："哦，耶鲁撒冷，我现在懂得你了，我现在能够把内心的感受表达出来了！是的，表达出来了！"

　　正因有了这种自觉的表露性的书写，使歌德不仅摆脱了年轻时感情冲动、险丧性命的危险，而且成就了他毕生思想和艺术探索的文学艺术作品——《浮士德》。《浮士德》构思宏伟，内容复杂，结构庞大，风格多变，融现实主义与浪漫主义于一炉，将真实的描写与奔放的想象、当代的生活与古代的神话传说融合一处，成为歌德文学艺术创作的顶峰之作。

　　又例如文学创作中对生命苦痛的领悟。纵观古今中外的文人墨客，我们不难发现文学创作与生命苦痛常常是联系在一起的。

　　无论是歌德将他爱而不得的痛苦等强烈情感转化成一部经典的、具有划时代意义的《少年维特的烦恼》，还是海伦·凯勒（Helen Keller）通过安妮·莎莉文（Anna Sullivan Macy）老师的帮助，将发生自己身上的残疾与不幸转化为震撼人心、引发无数读者深思的《假如给我三天光明》。

　　从"虽九死其犹未悔"的楚国诗人屈原在《九章·惜诵》中写下的"惜诵以致愍兮，发愤以抒情"以表达"诗言志"观点，到编著了被誉为"史家之绝唱，无韵之离骚"的《史记》的太史公司马迁在《史记·太史公自序》中所言："《诗》三百篇，大抵贤圣发愤之所为作也。"，又至晋代被盛赞为"太康之英"的陆机《文赋》里："诗缘情而绮靡，赋体物而浏亮。"[40]

创作可以因为苦痛而孕育降生，苦痛可以在创作中升华灵魂，体现人的尊严和价值，从而摆脱忧郁与绝望，体现生命真正的力量。法国存在主义哲学家、作家让－保罗·萨特（Jean-Paul Sartre）就曾说："写作是对生活的反抗"。这也许正是人类伟大之处——于艰难困苦中突破自身局限。英国的艺术治疗先驱伊迪丝·克雷默（Edith Kramer）坚持认为：艺术创作本身就是一种独特的治疗方法，其最有效的部分就在于，将艺术本身用作一种疗法而产生的力量，这个力量并不是来自心理分析理论或其他流派的某些理论或技术，而是源自艺术本身所具有的使人的心灵升华的本质。

首先，生命苦痛可以促使那些心中有文墨的人洋洋洒洒的写下千古名篇流传后世，在挥笔狂言之时，将因为生命所受苦难与哀痛而产生内心郁愤、悲哀等消极情感畅快淋漓地倾泻出来，以达到调节心理健康与平衡心理的作用。

苏轼在乌台诗案出狱以后，被皇帝贬到了黄州这个远离京城繁华的偏僻之地，对于这位早年名动京师，被欧阳修盛赞"可谓善读书，善用书，他日文章必独步天下"的大才子而言，是何等的痛苦。在贬居黄州期间，苏轼几次前往赤壁游玩。除了我们非常熟知的《赤壁赋》《后赤壁赋》，更有千古传唱的《念奴娇·赤壁怀古》："多情应笑我，早生华发，人生如梦，一樽还酹江月"，大概是这位大诗人心中情感最真实的写照。

但是苏东坡并没有因贬而郁郁寡欢，从北宋历史与中国古代文学中黯淡下来再无波澜，反而由郁闷、不甘心的心境，激发出了更多的创作灵感，在中国文学史上留下了浓墨重彩的篇章。

这也许是苏东坡积极地借助诗词文赋以表达自己内心情感与思想，以书明志，以情畅意，和谐心身的行为表现。不然那句"问汝平生功业，黄州惠州儋州"也不会被后世之人奉为圭臬[41]。

其次，文学创作也间接地表达了美好期愿，在心理学上可以称之为"幻想补偿"，进行自我确认。那位写下"三秋桂子，十里荷花""殷晴雷，云中鼓吹，游遍蓬莱"的才子柳永，也写下过"此去经年，应是良辰好景虚设。便纵有千种风情，更与何人说？""狎兴生疏，酒徒萧索，不似少年时。"

柳永的一生也是充满了戏剧性的，在意气风发、以为可以金榜题名之时却因为被皇帝判定为"浮靡"的文风而落榜。早年有多么的意气风发，失落时便有多么的失意愤慨。所以他的《鹤冲天》就随之洋洋洒洒地泼墨于纸上。

"黄金榜上。偶失龙头望。明代暂遗贤，如何向。未遂风云便，争不恣狂荡。何须论得丧。才子词人，自是白衣卿相。烟花巷陌，依约丹青屏障。幸有意中人，堪寻访。且恁偎红倚翠，风流事、平生畅。青春都一饷。忍把浮名，换了浅斟低唱。"

多大的骄傲才会让他写下"才子词人，白衣卿相"这样的狂句来自我定位和自我确信。我们姑且不论宋仁宗因为这句词使柳永的处境更加困难，但从柳永自称"奉旨填词"的典故中，单从心理学上分析，就是一种典型的幻想与自我补偿："忍把浮名，换了浅斟低唱"。他以"与歌姬作乐填词的风流才子不输于王侯将相"的心理失落、激愤和难堪之情全排解在了这首词中，使自己惊世的才情没有被庸俗的世事湮没，让今天读到这些好词的人产生情感共鸣，重新自我确信，产生战胜困难的欲望。

第三，文学创作是创作者对生命、对世俗人事理解的升华，这种更高层次的理解，也是一次次"灵魂的升华"，一次次"心灵的涤荡"。

还是以苏东坡为例，这位"旷达词人"，其实很多时候也会在自己的诗词中表露出一种悲叹的情怀："何处无月，何处无松柏，但少闲人如吾两人者耳"。苏东坡写下了："客亦知夫水与月乎？逝者如斯，而未尝往也；盈虚者如彼，而卒莫消长也。盖将自其变者而观之，则天地曾不能以一瞬；自其不变者而观之，则物与我皆无尽也，而又何羡乎！且夫天地之间，物各有主，苟非吾之所有，虽一毫而莫取。惟江上之清风，与山间之明月，耳得之而为声，目遇之而成色，取之无禁，用之不竭，是造物者之无尽藏也，而吾与子之所共适。"这样千古流芳的名句，供多少后世之人反复阅读，并崇拜他的旷达与通透。

　　客人曰："方其破荆州，下江陵，顺流而东也，舳舻千里，旌旗蔽空，酾酒临江，横槊赋诗，固一世之雄也，而今安在哉？况吾与子渔樵于江渚之上，侣鱼虾而友麋鹿，驾一叶之扁舟，举匏樽以相属。寄蜉蝣于天地，渺沧海之一粟。哀吾生之须臾，羡长江之无穷。挟飞仙以遨游，抱明月而长终。知不可乎骤得，托遗响于悲风。"

　　苏东坡并没有像客人一样对人生短促无常发出感叹，感慨枭雄当如曹操，最后也成了一抔黄土，悲伤生命的短暂，羡慕江水的长流不息，希望与神仙相交，与明月同在；而是将自己从人生的怅惘失意的小情绪中解脱出来，从而获得了豁达的人生与宇宙观。这是怎样豁达而从容的心境，才会在意与珍惜江上的清风与山间的明月。

　　苏东坡的豁达来自他对生命、对红尘世俗、对宇宙的深刻理解，从而获得灵魂的自由，这离不开他在文学创作时的反复思考，同时也是创作排解抑郁之终极意义所在。

　　因此，奥古斯特·罗丹（Auguste Rodin）在《艺术就是感情》中指出：创作的要点是感动，是爱，是希望、战栗、生命。当然，创作的激情也必然来自文人墨客在不得已的人生世态中的忧郁情怀，这是对生命、世俗和现实的深刻感受和深入思考，化作优美的语言文字对世人的倾诉。下面这首小诗便可看作一种可遇而不可求的深深倾诉。

世界上最遥远的距离

世界上最遥远的距离
不是同根的树枝无法相依
而是相互了望的星星
却没有交汇的轨迹
世界上最遥远的距离
不是星星之间的轨迹

而是纵然轨迹交汇却在转瞬间无处寻觅

　　因此，不管是彭尼贝克的"表达性书写"，还是文人墨客进行的艺术创作，对缓解抑郁给人类身心健康带来的危害都是有一定益处的。两者的共同之处，在于可以淋漓尽致地将内心的想法、情感、体验等跃然纸上，打开自己或社会强加的枷锁，改变抑郁带来的植物性神经功能紊乱和各种情感、认识的误区，就像一个已经胀满了空气的气球，只有适当的放一放气，才不会"嘭"的突然爆炸。

·第五章 抑郁与文学治疗的实证研究·

　　根据埃里克森将人格形成和发展分为 8 个相互联系的阶段理论，大学生处于青春期向成年期的过渡阶段（12~18 岁为青春期、18~30 岁为成人早期）。这一时期面临许多生理、心理、精神的成长机遇和挑战。经过童年时期的发展，青少年在这个时期的各个方面开始成熟，人格逐渐形成，与社会有了更多、更广泛的接触，对社会、人生和自我有了更多更全面的认识，这也促成了不同的社会环境下，大学生人格和价值观念的形成。

　　童年期的经验固然会对大学生时期产生巨大的影响，但这个时期表现出特有的旺盛的活力和生命力，强烈的求知欲和独立意识也令人刮目相看，正如《麦田守望者》中的名言："我们确实活得艰难，一要承受种种外部的压力，更要面对自己内心的困惑。在苦苦挣扎中，如果有人向你投以理解的目光，你会感到一种生命的暖意，或许仅有短暂的一瞥，就足以使我感奋不已。""我将来要当一名麦田里的守望者。有那么一群孩子在一大块麦田里玩。几千几万的小孩子，附近没有一个大人，我是说——除了我。我呢。就在那混账的悬崖边。我的职务就是在那守望。要是有哪个孩子往悬崖边来，我就把他捉住——我是说孩子们都是在狂奔，也不知道自己是在往哪儿跑。我得从什么地方出来，把他们捉住。我整天就干这样的事，我只想做个麦田里的守望者。"

　　但人生的不可预料性和大学生在这一阶段面临的挫折是不可避免的，青春期突然来临的性冲动、独立意识，冲击着他们尚未建立的世界观和人生观；爱与被爱同样需要、同样重要。青春与爱情、孤独与陪伴、现实与理想、迷茫与成长，这些常见的生活问题困扰着他们，同时也激励着他们挣扎、奋斗，进行更加深入地思考和学习。大学阶段是人与周围环境建立健康、协调、融洽、和谐关系的必经阶段，并且能为今后健康的人际关系和自我确认打下良好的基础。

正如很多大学生赞同当代作家刘同的小说《谁的青春不迷茫》，网络上也流行着这样的文字：

这让我想起了大学最后一个冬天，手里攥着向女朋友借的三千块钱，一个人踏上了去往成都的火车。面试的不如意，让我几近沮丧，返程的火车上，已是临近春节，看着车窗外的万家灯火，我把头埋到了外套里，自顾自地哭了起来。以前觉得没有深夜痛哭过的人不足以谈人生太过矫情，但是现在看来，柴静确是说到了心坎。

那是还在北京漂着的时候，在四惠东开往酒仙桥的公交车上，看到一段文字，感觉分外地亲切："你觉得孤独就对了，那是让你认识自己的机会。你觉得不被理解就对了，那是让你认清朋友的机会。你觉得黑暗就对了，那样你才分辨得出什么是你的光芒。你觉得无助就对了，那样你才能明白谁是你的贵人。你觉得迷茫就对了，谁的青春不迷茫。"

独自面对校园乃至社会，大学生正处于从青春期后期向成年期过渡的阶段，需要学习、理解、生活和独立思考，其中必然会产生巨大的心理压力和心理冲突。如果不能顺利解决这些问题，长期受负性事件和负性情绪的困扰，很容易出现抑郁情绪，严重者甚至发展为抑郁症。如果大学生长期沉浸在悲伤和不愉快的抑郁经历中，得不到适当的疏解和引导，必然将影响他们的身心健康，从而带来这个阶段的失败与情绪沮丧。

虽然几乎所有人都会在一生中的某个时刻，因为一些生活事件及烦恼而感觉情绪低落，但是这种状态一般持续时间不长，也不会对生活造成太大影响。但抑郁症却是病理性情绪低落，同时伴有认知功能的损伤和社会功能的下降，在严重情绪低落时，往往伴有兴趣下降和乐趣丧失，失去对生活、对工作和对社会交往的热情。

因为病理性抑郁情绪就像一副灰色的眼镜，透过这副眼镜看到的一切都染上了灰暗的色彩，阳光都变得暗淡，看过去是缺点和失败，看将来是困难和迷茫。为了对以上问题进行深入研究，考察语言文字究竟能对大学生抑郁情绪、抑郁症起到怎样的作用，本书纳入了以下三个方面的实证研究。

第一节　文学治疗与大学生的抑郁等负性情绪

一、研究的价值和意义

1. 研究背景

以抑郁、焦虑等为代表的负性情绪，日益侵袭着当代大学生的身心健康[42]。情绪与许多生理、心理和行为密切相关，它是一种主观体验，是人脑对客观现实是否满足自身需要的正常感受，可分为正性情绪（积极情绪）和负性情绪（消极情绪）。积极情绪包括宁静、畅快、愉悦、满足、兴奋等，负性情绪主要有抑郁、恐惧、紧张、沮丧、嫉妒、内疚、厌恶、焦虑、愤怒、悲伤等。

负性情绪使人感到痛苦，且抑郁、焦虑、愤怒等负性情绪具有极强的渗透力，可以渗透到心理活动的各个方面，使人变得紧张、易激怒，产生无能为力的感觉。在抑郁等负性情绪带来严重情绪低落时，通常伴有兴趣和乐趣的缺失，使人感到生活、学习索然无味。不仅使大学生失去对生活、工作和社交的热情，同时更易感受生活的负面影响。进一步发展到抑郁症，则自我感觉变笨、记忆力减退、不能做出决断、注意力不集中、总纠缠于不愉快的经历等[43]。

随着抑郁等负性情绪带来的生理改变，还常和消化性溃疡、神经性皮炎、慢性肠胃炎、紧张性头痛、月经失调、偏头痛、心律失常等疾病有关。同时，负性情绪，特别是抑郁会影响大学生人际交往，使他们很难与人正常相处，沟通困难，主动疏远人群，进而影响与室友、异性朋友、同伴、甚至师生之间的正常交往和关系。如果大学生的抑郁等负性情绪得不到有效缓解和及时疏导，有时还会由于负面情绪的刺激，带来人际关系的极度恶化和发生自杀等恶性事件 [44]。

美国心理学家根据多年对抑郁症的研究，提出情感障碍的认知理论 [45]。该理论认为，以抑郁为代表的负性情绪影响人的自我认知，若不能很好地控制和调节自己的情绪，将不利于健康人格的形成。

尤其当个体将负性生活事件又完全归因于内部的、无法改变的和全面的自我原因时，无望感、愤怒感和抑郁就很容易发生。因此，引导大学生正视抑郁等负性情绪问题，采取积极的综合治疗手段进行有效疏导，已经引起了越来越多教育工作者的高度重视 [46]。

文学艺术是用语言抒发主观情感和感受的审美活动，以兴奋、充满情感张力和生命活力为特点，其过程伴随着情感宣泄、心灵抚慰和审美愉悦。愉悦的审美活动对中枢神经系统会产生良好刺激作用，使人心情舒畅，精力充沛，并从中获得文学艺术活动的愉快感、舒适感、满足感、充实感，感受到与抑郁等负性情绪状态完全相反的体验 [47]。

这种以语言文学艺术为治疗手段的交流沟通形式，在引导大学生正视和处理以抑郁为代表的负性情绪方面，正发挥着不可忽视的积极作用。它以发展自我认知，宣泄表达情感，增进健康，调节精神和丰富文化生活为目的。越来越多的人意识到，积极的语言文字治疗，不仅能对心理健康，同时也对身体健康起到良好的调节和促进作用，起到增进身体健康、增强体质和抵御疾病的积极治疗效果 [48]。

2. 国内外研究现状

2.1　本研究的理论基础

文学治疗以语言作为心身疗愈的有效交流形式，通过改变认知、调节情绪来改善身心健康，其干预作用具有一定的理论基础。

2.1.1　情感压抑理论

弗洛伊德对文学艺术的作用机制研究，奠定了文学治疗的部分心理学理论基础，并促进了艺术治疗真正的实际应用[49]。他认为，艺术家把压抑的"力比多"能量转移到文化领域中较高的目标，主体运用文艺创作的方式去自我释放、宣泄，用文艺升华与转移，获得自身精神的自由，在语言表达中去实现和解放被压抑的"潜意识"，从而使自己的心理得到平衡。这让个体生理和心理健康的状况得到改善，只有当个体真正表达出被压抑的痛苦想法和情感时，才能将负性情感有效释放，从而降低个体的应激水平，情绪才能恢复正常。

反之，如果将痛苦事件的想法和情感深藏于内心，将会极度地伤害个体的心理健康，导致更多相关的心身问题。国外专家也发现，压抑的倾向与焦虑、抑郁以及背痛、头痛、肠胃不适等身体症状相关。因而，可以认为文学艺术通过语言这一形式来宣泄表达人们内心积聚的负性情感，具有内在的疗愈功能[50]。

2.1.2　认知加工理论

美国认知心理学家研究发现[51]，人将经历进行简单的文字组织和加工以后，可以重新获得、感受曾经的创伤事件，重新建构积极的个体认知系统，并最大限度地体现认知建构的积极作用。

认知加工理论认为，用语言以新的图式重新对创伤经历进行加工，重新组织和建构个体回忆、描述创伤性记忆，这样有助于个体建构起新的对自己、他人以及世界的图式，并使自己更为适应、融合和接受自己。

2.1.3　暴露与情绪加工理论

研究者认为，文学艺术可以提供一个模拟现实但又是虚构世界的背景，让个体多次暴露于刺激情境中，降低了非条件刺激与条件刺激的紧密度，使之对该类应激反应产生"脱敏"反应，但也有研究认为此方法不适合创伤应激障碍者，这会进一步唤起他们不愉快的创伤反应[52]。

2.1.4　自我调控理论

自我调控理论认为，成功和失败的经验，都会提高个体对情绪调控的效能感，使个体能较好地应对创伤、应激源和不愉快的体验。研究发现，当被试者进行文学艺术欣赏和创作时，其自我调控能力得到有效提高，健康状况得到改善。当个体逐渐获得应对问题的效能感时,抑郁、愤怒等负性情绪会相应减少,心境随之平静和从容。

2.2 研究现状

2.2.1 大学生抑郁情绪现状及影响因素的研究

从学科分类来看,有关医学类院校、师范类院校以及军校大学生抑郁的心理健康状况的研究较多。研究发现,我国重点医科大学学生的抑郁发生率显著高于正常人群。军校大学生心理健康状况,除躯体化与恐怖因子分数外,心理健康其他因子分数显著高于全国常模[53]。

从学校环境来看,压力是影响大学生抑郁等负性情绪的因素之一。学习压力过大的大学生,其抑郁等负性情绪显著高于学习压力一般或是无压力的大学生。此外,未来就业压力对大学生身心健康也会产生不良影响。对所读专业是否感兴趣是大学生抑郁等负性情绪产生的原因之一。单调的教学方法、不良的情感现状、不当的教育方式等也是影响因素。同时,大学生在校期间所经历的一系列负面生活事件也会促使抑郁等负性情绪的产生[54]。

可以说,人际关系、健康状况、恋爱状况与大学生抑郁情绪的产生有关。对医学生抑郁情绪及影响因素的研究显示,抑郁与交际能力、学习压力、对新环境的适应程度、母亲职业、身体健康状况、其他受惩罚等负性生活事件呈正相关。同时身体健康状况是男女大学生抑郁状态产生的危险因素。此外,专业兴趣的有无、恋爱挫折问题等是男性大学生抑郁情绪产生的危险因素,而就业以及人际关系是女性大学生抑郁情绪产生的危险因素[55]。

在对大学生负性情绪的影响因素研究中发现,负性生活事件与抑郁、焦虑等负性情绪呈显著正相关,大学生的情绪、行为问题与其遇到的负面生活事件有着密切关联[56]。

2.2.2 文学治疗改善大学生抑郁等负性情绪的研究现状

表达性书写的研究。用于治疗性的写作又包括日记、信件、自传和主题写作等不同类型。1986 年,有学者开始为研究写作和健康的关系进行写作实验[57]。因为在此之前,已有众多的研究证明了压抑个人的想法对生理尤其是心理健康有害,研究人员假定如果用语言表达的方式来解除被压抑的想法或者将这种想法表达出来，会促进个体身心的康复。于是，他们尝试采用写作实验的方法，追踪测量心理和生理上的各项指标，比较前后变化，量化研究表达性写作对抑郁等负性情感的治疗功效。研究对象为正常的大学生，分成若干写作组，实验证明了表达性写作、吐露内心的想法有助于改善人的免疫系统功能。所以，让大学生掌握一种表达情绪情感的方式，帮助他们将长期累积的压力释放出去，可以起到改善其情绪状态和身体功能的效果[58]。

日本作家川端康成在《文学自叙传》中明确表达了自己的创作观："我对于现实，既不想弄懂，也无意于接近。我只求云游于虚幻的梦境。"如川端康成这样多次受到重创的心灵来说，情感的冲突是巨大的，唯有表达性书写如同一条"疏导渠"一般，化解了他内心的苦痛情绪，帮助他疏通了人生的苦闷，使他不断成长与成熟，寻找生命的归宿[59]。

我国当代作家史铁生也认为，除去某些表面因素，写作是一个充实、旺盛、快乐和镇静精神的生命历程，它为生存找到一个甚至万个活下去的理由。

阅读治疗的研究。阅读治疗也被称为读书治疗[60]，就是通过语言文字对身心问题进行自我帮助式的、具有治疗作用的阅读。该方法始于上世纪，具有悠久的历史和广阔的发展前景，主要用于改变态度、调节情绪、培养道德修养等。有研究表明，阅读治疗以认知疗法理论、认同理论和叙事理论作为理论基础，目的在于帮助读者重建思维、消除负面情绪、调整行为意愿等，经历行为认同、情绪宣泄、思维领悟等不同阶段，在解决抑郁、沮丧、紧张、忧虑、痛苦、孤独等情绪困扰问题方面具有显著效果[61~62]。

叙事疗法的研究。叙事疗法通过一种重新述说并重新构建生活的故事方式，达到自我效能感的增强和摆脱传统文化感束缚的体验，使人深刻意识到生命的意义，寻找内在的真实自我，逐步达到自我实现的内外和谐统一[63]。叙事疗法的核心是语言叙事，主张来访者与治疗师一起合作协商，重新建构来访者的生活故事，让人们在广阔的文化背景中理解他们的生活故事[64]。叙事疗法针对于人类行为的故事特性，表现为人们如何通过建构故事和倾听他人的故事来处理个人的生活经历，激发生命的自信与激情。其实，作为讲故事的叙事疗法和叙事辅导，本身蕴涵着一种治疗听众身心的巨大能量，一直以来被人们视为娱乐消遣和教育儿童的手段。从古至今，这种方式本身蕴含一种对听众身心的巨大治疗能量。临床试验结果表明，发掘文学叙事的这种治疗功能，会给当今社会中忙碌的现代人带来重新生活、战胜困难的信心和勇气[65]。

3. 研究对象

重庆市某医科大学一至四年级本科生 800 名。

4. 研究方法

4.1　文献研究法

通过查阅国内外相关文献，对大学生抑郁等负面情绪现状、影响因素，以及调适负面情绪的方式方法进行文献梳理和研究，重点探讨文学艺术作为治疗手段对大学生抑郁等负性情绪的作用机制。

4.2　问卷调查法

采用整群随机抽样的方式，自制问卷，对医科大学生抑郁等负性情绪现状及调适方式展开调查，包括抑郁等负性情绪现状及影响因素；采用文学治疗方式调适抑郁等负性情绪的现状及影响因素；进行文学治疗改善大学生负性情绪的疗效观察。

调查内容包括抑郁等负性情绪（涉及焦虑、紧张、厌学、不自信、自杀）现状以及改善抑郁情绪的方式方法（读书、运动、唱歌、写日记、向朋友倾诉、看电影、创作、看电视、打游戏等）。按照 Likert 5 分度量表对抑郁情绪的发生频率从 1~5（没有~经常）打分；排解抑郁情绪的方式按照 1~5（从未~经常）的选择频率予以赋值。

4.3　小组讨论法

组织学生就"文学治疗与情绪调节"等主题进行专题讨论，并就文学治疗的疗效进行半结构式访谈。

二、研究结果

1. 医科大学生抑郁等负性情绪现状及影响因素

自制调查问卷，随机抽取了某医科大学 800 名在校生进行问卷调查，要求学生作答：是否有抑郁等负性情绪，抑郁等负性情绪产生的原因，排遣抑郁等负性情绪的方式方法，针对抑郁等负性情绪文学治疗达到的疗效观察，文学治疗适用的文学体裁调查，文学治疗持续的时间强度等问题。

本研究结果显示，该医科大学生中普遍存在抑郁等负性情绪，应引起高度重视。医科大学生的负性情绪与学业压力、就业压力和负性生活事件等关系较大。

1.1 医学生存在的抑郁等负性情绪现状

医学生存在的负性情绪主要体现在焦虑、紧张、精神不集中、多疑、不自信、易怒等十三个方面，医学专业学生抑郁情绪检出率较高。相对于其他专业，医学生的课业更为繁重，更基于医学本身的严谨性，使学生长期处于高度紧张的状态，出现抑郁等负性情绪的可能性更大，发展成为抑郁症的风险也就更大。了解医学生抑郁等负性情绪的现状，以及如何调适，将为医学教育者的管理工作提供重要参考。

不同家庭居住地的医学生抑郁情绪发生率有明显差异，且具有统计学意义（χ^2=6.084，P<0.05），家住直辖市或省会城市、中小城市、乡镇农村的医学生抑郁情绪发生率存在明显的从高到低的现象，且具有统计学意义。专业满意度不同的医学生抑郁等负性情绪发生率也有显著差异（χ^2=21.572，P<0.001），专业满意度越低，医学生的抑郁情绪发生率越高，对专业不满意的医学生抑郁等负性情绪发生率高达 82.60%。

1.2 医学生抑郁等负性情绪产生的原因调查

医学生产生抑郁等负性情绪的主要原因包括：学习、负性生活事件、身体状况、人际关系等几大方面，从负性生活事件的维度来看，主要有学习压力过大、完美主义人格倾向等方面。本研究结果与严天连等的研究发现一致[66]。

2.医学生调适抑郁等负性情绪的主要方式方法及影响因素

调适负性情绪的方式方法是影响抑郁情绪的重要因素之一，恰当的调适方法，有利于大学生健康人格的形成和促进大学生的身心健康。文学治疗是其中的一种重要调适方式，亟待我们深入全面地进行调查研究。

2.1　医学生调适抑郁等负性情绪的方式方法调查

经调查，医学生调适抑郁等负性情绪的方式首选为向朋友倾诉、唱歌、运动等，其次是课外阅读、看电影、看电视、打游戏，以及写日记、画画等。

2.2　医学生调适抑郁等负性情绪的方式与负性情绪发生率的比较

调查发现，有课外阅读习惯的医学生，抑郁等负性情绪的发生率为 42.00%，显著低于没有课外阅读习惯的医学生，差异具有统计学意义（ χ^2=6.187，P<0.05）。而课外阅读相对于运动、唱歌、写日记、向朋友倾诉、看电影、创作、看电视、打游戏等几种调适抑郁等负性情绪的方式，其治疗效果更好。从调查对象所补充的调适抑郁等负性情绪的方式来看，还有睡觉、吃喝、逛街、散步、听音乐、谈恋爱等。

2.3　不同性别医学生调适抑郁等负性情绪的方式比较

除了课外阅读与看电影，男性医学生与女性医学生所选择的调适抑郁等负性情绪的方式差异较大，男生倾向选择运动（t=3.17，P<0.01）与打游戏（t=8.25，P<0.01）；而女生则更多选择唱歌（t=−2.97，P<0.01）、写日记（t=−6.57，P<0.01）、向朋友倾诉（t=−3.26，P<0.01）、画画（t=−2.66，P<0.01）、看电视（t=−3.29，P<0.01）等方式，差异均有统计学意义。

三、结论

调查发现，医学生抑郁等负性情绪发生率为 46.63%，与王宁杰等的调查结果相近[67]；男性医学生的抑郁等负性情绪发生率略低于女性医学生，差异无统计学意义，与其他研究结果相同，与美国与加拿大研究指出的女性医学生的抑郁率明显高于男性存在差异[68]。

四、讨论

进入大学意味着走向独立，承受将来的就业压力和社会及家庭责任，部分贫困医学生甚至还要面对长学制带来的生活压力[69]。目前就业形势严峻，从家庭居住地来看，大城市的就业条件更严苛，家庭居住在大城市的医学生想要留在家乡就要面对更大的就业与生存压力，而小城市或农村乡镇就业压力较小，来自中小城市或农村乡镇的医学生还可以选择回家乡就业生活，所以抑郁情绪发生率相对较低。

调查发现，医学生调适抑郁等负性情绪的方式较多，由于调查对象女性医学生较多，而女性医学生更喜欢用语言的方式跟朋友诉说烦恼，因此调查结果中，向朋友倾诉的出现频率较高。有研究指出，抑郁等负性情绪发生时，"多向朋友倾诉"的医学生存在持续抑郁等负性情绪的概率较低，与本次调研结果相符，但差异并没有统计学意义。

此外，从调适抑郁等负性情绪的方式与抑郁等负性情绪发生率的比较来看，是否有课外阅读的习惯，其抑郁等负性情绪的发生率是有差异的（$\chi^2=6.187$，$P<0.05$），且差异有统计学意义。可见，阅读对于精神的启发与治疗作用是不可估量的。学生通过阅读各类散文、小说等文艺作品，获取深刻的人生哲理，从而指引现实生活中奋斗的方向。调查发现，许多医学生提到在心情低沉的时候会阅读一些"心灵鸡汤"作用的励志文字，宗教、哲学类作品亦或是小说，都能使他们从中获取力量，战胜困难[70]。

五、对策与建议

医学教育专注于医学的严谨性，同时也要教会学生如何在今后的职业生涯中面对各种困难与压力，引导学生找到医学道路上的生命意义，而面对医学生较高的抑郁等负性情绪发生率，医学教育管理者应该特别重视学生心理健康状况，采取多种方式应对和纾解学生的负性情绪，文学治疗不失为一种值得提倡的方式。

有研究证明，文学艺术作品和有意义的心理书刊对于大学生心理问题的解决效用较大。调查中发现，阅读对医学生抑郁等负性情绪的缓解功效显著，所以在校园中多开展一些文学艺术活动，包括读书活动，向学生推荐一些富有人生哲理的书籍，以人文讲座、读书交流会等多种形式，让医学生感受到阅读的力量，将有助于健康生活方式的养成。

针对不同性别的医学生提供不同的宣泄机会与平台，如针对男生举办各类运动赛事，针对女生开展多种文艺活动，转移注意力，以健康有益的方式发泄情绪。同时也要对大学生的其他发泄方式加以引导，避免陷入暴饮暴食、疯狂购物、沉迷游戏、依赖手机等不良发泄陷阱。

在文学治疗方面，不同的文学体裁达到的疗效不同，改善大学生抑郁等负性情绪的程度会因文学治疗的方式不同而存在差异。大部分医学生选择写日记、看喜剧电影、看励志类图书来转移注意力、寻找乐趣，以充实生活，防治抑郁等负性情绪和保持身心健康。文学治疗的强度方面，大多数医学生在抑郁等负性情绪纾解后，就不再求助于该种治疗方式。这提示我们对文学治疗疗效需要进一步明确的研究，以形成较为稳定和有效的健康干预模式，健全大学生的人格，预防大学生心理疾病的发生。

由于本实证研究仅在一所医科大学中进行，后续研究应在其他各类大学中进一步拓展，并开展更为深入地调查。

第二节　医学新生考试焦虑和情绪自我调节的性别差异

一、研究背景和目标

中国医学生人数已超过 400 万。在巨大的学业压力下，医学生尤其是女性医学生在考试前容易出现抑郁性的焦虑情绪。然而，关于性别差异对焦虑情绪的自我调节方式影响的研究很少。本研究旨在探讨考试焦虑情绪自我调节的性别差异。

医学是学习压力最大的教育领域之一，它对专业和学术要求很高。在追求医学知识的过程中，面对繁重的课程、频繁的考试和失败的恐惧，抑郁和焦虑心理在医学生中普遍存在。学界普遍认为，焦虑往往伴随抑郁而发生。适当的抑郁和焦虑可以激发潜能，帮助人们应对挑战，但过度抑郁和焦虑将对身心造成伤害。一份包含 77 项关于医学生抑郁研究的 Meta 分析结果表明，全世界医学生的抑郁症患病率高达 28.00%[71]。焦虑是抑郁的一种常见表现，最近的一项 Meta 分析表明，全世界医学生焦虑的发生率为 33.80%[72]。来自不同国家、不同教育体系的研究均表明，医学生有很高的抑郁和焦虑水平，如巴基斯坦[73]、瑞典[74]、埃及[75]、巴西[76]、德国[77]。我国以往的研究表明，医学生焦虑情绪的发生率为 0.6%~9%[78-79]。

导致医学生心理状态恶化的因素有很多，其中学业压力是最重要的因素[80]。医学院校经常通过考试来了解学生对专业知识和技能的掌握程度，这种方式极易导致学生对考试产生焦虑。考试焦虑被定义为在考试前、考试期间或考试后过度焦虑，特别是对表现不佳的恐惧，以及因恐惧产生的负面自我评价[81]。据相关报道，20% 至 35% 的大学生存在不同程度的考试焦虑[82-83]。医学生考试焦虑比非医学专业学生考试焦虑严重，一项研究表明，大约 65% 的医学生由于各种原因经历过考试焦虑[84]。

在我国，许多研究集中在医学生的焦虑状况和一些可能的潜在影响因素上，但关于焦虑的自我调节和性别差异的研究很少。本研究旨在探讨以下几个问题：①了解我国某医学院医学新生考试焦虑的现状；②研究个人因素（年龄、性别、专业满意度）、家庭因素（父母教育、家庭居住、是否独生子女）和考试焦虑之间的相关性；③采用多元线性回归方法探讨焦虑和情绪自我调节方面的性别差异。

二、研究对象

某市某医科大学 18 个本科班 1622 名本科新生。

三、研究方法

采用整群抽样方法，以某市某医科大学 18 个本科班中新生作为研究对象，进行问卷调查。采用广义焦虑障碍量表（GAD-7）对医学新生的焦虑状况进行评估，并收集情绪自我调节方式的信息。

本研究采用横断面研究，调查进行并完成于 2019 年 3 月考试前一周，采用整群抽样的方式对 18 个班的 1622 名医学生进行了调查。所有参与者在调查期间没有任何身体或心理问题，并愿意接受这项调查。所有受访者在填写问卷前均获得口头告知并取得知情同意。为保证问卷的质量，所有调查人员都接受了专业培训。

问卷分为三个部分：一般情况、焦虑状态、情绪自我调节的方式。一般情况包括性别、年龄、专业和专业满意度、家庭居住地和父母受教育程度。采用广义焦虑障碍量表（GAD-7）对医学新生焦虑状况进行评估，共7项，每个项目的得分之和即为总分，按总分分为：无焦虑（0~4分）、轻度焦虑（5~9分）、中度焦虑（10~14分）、重度焦虑（15~21分）。情绪自我调节方式包括阅读、运动、旅行、购物、玩电子游戏等。

数据录入采用EpiData3.1版，统计分析采用SPSS24.0版。GAD-7的分数表示为平均值 ± 标准差。单变量分析采用t检验，多元分析采用多元线性回归，计数资料进行卡方检验分析。P<0.05表示差异有统计学意义。

四、结果

公开发放问卷1622份，回收1551份，回收率95.62%。统计分析结果显示，基于GAD-7的考试焦虑发生率为39.40%，女性医学生的考试焦虑发生率（42.20%）高于男性（35.10%），差异具有统计学意义（P<0.05）。专业满意度较低的医学生考试焦虑较严重（F=18.637，P<0.001）。多元线性回归分析表明，运动、玩电子游戏、阅读和旅行对男性缓解焦虑有显著影响，而阅读对女性缓解焦虑有显著影响。选择上网进行情绪自我调节的女性大学生的焦虑分数较高。

在完成了问卷调查的1551人中，男性618人(39.8%)，女性933人(60.2%)。其中，39.4%的学生为中度焦虑。女性比男性更易表现出焦虑症状，男女性别在统计学上有差异。

通过对个体和家庭因素的单因素分析，结果发现女性医学生焦虑分数高于男性（t=-2.918，P=0.004），对专业的满意度越低，焦虑的分数越高（F=18.637，P<0.001）。情绪自我调节方式存在性别差异，阅读、运动、与朋友交谈、看电影和电视节目、参与文学活动、玩电子游戏、上网、旅游对缓解男性医学生的焦虑有显著影响，然而，对于女性医学生来说，只有阅读和旅游有助于缓解焦虑。

五、讨论

GAD-7 是简明焦虑症状自评量表，对焦虑筛查具有较高的敏感性和特异性 [85-86]，有较高的信度和效度。本研究采用 GAD-7 对医学新生的焦虑状况进行调查，结果显示：一年级医学本科生中考试焦虑的发生率为 39.4%，高于全球医学生的平均焦虑水平（33.8%）[87]，这可能与中国医学生的考试多集中在一周内完成有关。考试本身对学生而言就是压力事件。加拿大一所综合性大学的一项调查表明，考试焦虑的发生率为 38.5%[88]，更接近我们此次的调研结果，而马来西亚的研究显示，医学生焦虑的发生率在 41.1% 至 56.7% 之间 [89]。

此外，我们还发现，情绪的自我调节方面存在性别差异。当男性感到焦虑时，他们通常选择运动、玩电子游戏等来减轻焦虑，相比之下，女性的情绪自我调节方式相对简单，主要是阅读。这可能是女性医学生考试焦虑状态出现较多的原因之一。

恰当的情绪自我调节方式对于缓解焦虑非常重要。当焦虑发生时，没有适当的方法来调节，焦虑就会迅速增长，影响正常的生活和学习。我们建议学校管理者应更多地关注女性医学生的心理健康，采取多种方式来预防不良情绪的产生。

由于本横断面调查研究只涉及某市某医科大学新生，有一定的局限性，结论可能存在偏倚，因此，需要进行后续研究以尽量减少地域偏差。本研究主要针对某市某医科大学医学新生考试焦虑情绪自我调节的性别差异，没有专门研究影响因素、考试焦虑现状等。尽管有这些限制，但情绪自我调节方式被认为是可能影响焦虑患病率的一个重要因素。

六、结论

上述研究结果表明，考试焦虑在我国医学新生中已经成为一种非常普遍的现象，尤其是女性医学生比男性更容易出现考试焦虑，主要原因可能是缺乏恰当的情绪自我调节方式，有必要基于性别采取不同策略来缓解医学生的考试焦虑状态，保障学生的身心健康。

第三节　当代大学生喜欢的文学作品情况调查

一、研究背景

阅读是社会进步的基石，是获得知识和智慧的重要手段，是陶冶情操和增长本领的有效途径，也是提高全民素质的重要社会行为之一。大学生阅读应成为社会阅读的重要组成部分，也是大学生自我成长的重要途径。大学生是一个充满生机与活力的群体，他们对世界充满好奇，求知欲望很强，阅读潜力无限大。大学生作为国家建设的后备力量，社会未来的精英，阅读无疑是他们学习知识、增长才干和提高自我的最重要方式之一，对于大学生的未来发展有着不可替代的作用。

但随着高新技术的兴起，尤其是互联网的发展，文化格局改变的同时，也改变了大学生的阅读习惯。在这样的大环境中，文学作品传播速度愈加迅速，大学生接触到的语言文字作品也越来越多。"多读书、读好书"的倡议虽然随处可见，但读书时间少，阅读呈现碎片化、快餐化、娱乐化、功利化趋势十分明显。在巨大的压力和各种诱惑下，整个学习风气变得浮躁，再加上互联网和智能手机的普及占据了人们的休闲时间，很难再能抽出时间来用心阅读。

如何应对当前大学生阅读现状和问题，首先需要了解和研究大学生的阅读倾向，掌握大学生的阅读规律。相较于中学生，大学生的日常生活已从学习逐渐转向于各式各样的娱乐，即使是阅读也逐渐忽略对传统文化的积累，转向于网络文学和各类小说。就此问题我们展开调研，希望通过了解大学生喜欢哪些文学作品，从而了解大学生在阅读方面的准确需求与倾向，引导大学生选好书、多读书、读好书，来提高各方面的文化素养，培养和完善大学生的健康人格。

二、研究对象

重庆市某大学 204 名本科一年级学生。

三、研究方法

小组讨论法、文献分析法。

四、研究结果

1. 大学生阅读现状

调查发现大学生普遍意识到了阅读的重要性，但仍有人把阅读视作"正确的废话"，只有闲暇之余才会找自己喜欢的书来翻阅，极少数人会把阅读作为一种习惯，与书为友，享受阅读的真正乐趣。对于书中的内容，大多浅尝辄止，并未在读书这件事情上投入过多的时间和精力。

1.1　网络阅读成为主流

网络阅读，以其快捷的阅读方式、海量的信息而深受大学生喜爱，逐渐成为主流阅读方式。当今社会，网络的发展、智能手机的普及使网上"冲浪"更加便捷，许多人在这一过程中逐渐适应了电子设备的阅读方式，再让他们重拾纸质书籍阅读有着不小的难度。其次，现代人的生活节奏快，除去上学或者上班的时间，能让他们自主利用的剩余时间非常零散，并且在上学或上班期间使用大脑的频率也非常高，空闲时间不愿再去做费脑的事情，方便快捷、思考程度要求较低的网络小说就成为很多人的首选。并且，运营网络小说平台所需的各种成本远低于其他平台，因为它的功能相对简单，却可以带来非常大的阅读点击量。基于以上原因，网络阅读已成为当代大学生阅读的主要形式。

部分大学生喜欢的网络小说类型包括时下较为热门的玄幻、言情、穿越等。网络小说的情节吸引人，超脱于现实，作者可以轻易激发起现实生活中或失意、或抱负难以实现的读者的兴趣，使读者获得短暂的快乐。就算频频出现的"车祸必失忆""道歉必下雨""摔下悬崖必得武功秘笈"等网文常见套路，也能使读者乐此不疲。

1.2　大学生群体阅读面较为广泛，不同国别、类型的作品都有所涉猎

部分大学生还阅读了如大乘佛教重要经典《金刚经》（原名《金刚般若波罗蜜经》）之类的佛教经典以及各种散文、著作等。书中简短的几句话，可

能就蕴含着大智慧。人的一生本来就是一场修行，悟得一点真理，于自身内外也非枉然。阅读面的广泛，常使大学生在最短的文字中，体验到最深刻的人生道理，参悟过程使人平静、开阔。法国作家福楼拜曾说："文学就像炉中的火一样，我们从人家借得火来，把自己点燃，而后传给别人，以致为大家所共同拥有。"语言文字可有一种蛇打七寸的力道。

1.3 大学生更倾向于阅读娱乐类的书籍

网络小说的流行，是当代大学生更倾向于阅读娱乐化的典型表现。大学生容易接受新事物，且当前网络文学专为各种需求量身定做，形成一个又一个不同的小说网站。女性的言情小说、男性的玄幻小说，除了内容吸引大学生外，网络文学还有更加自由的选择优势，网络上电子书籍量大，大学生们可以根据自己的兴趣随意选择，总能找到个人所喜欢的，经济成本低，几乎不用花多少钱。同时很多小说以连载的形式每日一更，让很多的大学生为之着迷。

1.4 探索未来世界、人工智能等前沿话题的社科类、科普类书籍较为流行

为了增长见识、满足好奇心而阅读作品的大学生也不在少数，他们的阅读带有极强的目的性，从阅读中增长了见识，同时收获了快乐，这也在一定程度上促进了他们阅读的积极性。

1.5 推理、悬疑、科幻类小说在大学生群体中受到偏爱

调查结果显示，部分大学生喜欢悬疑、推理类小说，此类小说通常设置某种悬念，通过推理来解答作者在小说中设定的谜题，牵动读者的心，激发读者的兴奋点，常吸引读者一口气将整本书读完，体会酣畅淋漓的快感，如《白夜行》《嫌疑犯 X 的献身》等。喜欢这类小说的读者，大多是对逻辑推理比较感兴趣，而且能被小说中设置的悬疑所吸引，比较喜欢通读小说后，顺着作者设置的线索解开谜题，获得"山重水复疑无路，柳暗花明又一村"的快感。

1.6 经典文学作品仍受到大学生的喜爱

经典文学作品为千万人所认同，其内涵可供仔细品味，人们能从书里学习到很多。而现在人们习惯了快节奏的生活，往往并没有耐心慢下来欣赏经典。"我有些厌倦了快餐文学构造的虚幻泡影，那些文字带给我的快乐只有一瞬，

看过后我可能连书名都不会记得。而经典文学留下的是震撼，在和他人交流中我能深入挖掘自己不曾体会的感悟。"这是一个当代大学生阅读经典作品后发出的心声。

如大学生喜欢的作家余华，其作品《活着》和《许三观卖血记》等，文字平易朴实而又冲击人心，构建的世界阴暗而又真实，可以引发大学生对人生的思考，也能联想到自己的生活有时也像文中一样充满无奈，但依然有为了生命而奋斗的顽强韧性。

铁凝的短篇小说《永远有多久》直击内心，将改革开放时期的女性精神与现实进行碰撞，告诉女性要自立自强，勇于追求自己的自由。《活着》《百年孤独》和《平凡的世界》是最受大学生欢迎的经典著作，它们立足于某一个时代，突出文学艺术的深刻内涵，《活着》将人的命运与时代变迁相互交织，《平凡的世界》描绘了平凡人为自己的生活而努力的不平凡，《百年孤独》则用一个家族的孤独史映射出整个人类的孤独史。

被大学生喜欢的文学都是可以引起他们共情的。在书中可以经历不属于自己的人生，感受不同的情感，见识自己从未见过的世界。从经典中可以回首过去，许多历史人物成为读者心中的榜样。通过经典文学的阅读，还可以展望未来，将自己代入某个相似角色，期待着自己的美好结局。

部分大学生喜欢阅读经典，是想从中学习经验，生活中的事件往往不是非黑即白，而从他人的视角看问题，也更能理解他人的感受。经典中不仅可以学到生活常识还可以了解交往处世的原则与方法。大学生的思想往往还不够成熟，明辨是非的能力不足，行事可能比较偏激，阅读经典可以帮助他们从多角度看问题，锻炼独立思考能力。

1.7　科幻类小说得到大学生的喜爱

科幻类作品通过大胆的想象、基于现实却又超过现实而虚构出高度发达的未来科技，趣味性很强，能够抓人眼球，这是大学生喜欢此类文学作品的原因之一。

《三体》因为"雨果奖"才被众人所知晓，使其脱离了"科幻"这个在国内略显小众的圈子，成为了很多人心目中无可替代的佳作。其实《三体》早成为科幻迷心中的殿堂级作品,其中包含极高的科学素养和天马行空的想象力,真正体现了科幻作品的力量。《三体》的科幻体系建立在经典物理学和近代物理学的基础上，再加以延伸想象，这便是《三体》想象力的核心。作者运用现有的理论，用出类拔萃的想象力，绘制出令人叹为观止的蓝图，从此，被人津津乐道的"黑暗森林法则"横空出世，把宇宙各文明之间的博弈演绎到淋漓尽致，《三体》的魅力开始崭露头角。同时，《三体》的想象不止于星辰大海，还有人世间的冷暖人情，故事中主人公叶文洁对于人类的反叛，正是因为在文革大时代的的背景下，作为个人的无力感，最终才寄希望于三体文明，作为一个个体，在历史的洪流中是沧海一粟，他们寻求救赎的方式或许只有祈求上帝或者域外文明罢了。能从广阔的宇宙到每个人的痛与恨，报复与理想，期望与救赎，这无不体现出伟大的科幻作者的广阔胸怀，这让伟大的作品赋予了遥远的科学幻想以温暖的人文情怀。

2. 大学生阅读现状的原因分析

以上阅读现状提示我们，目前大学生的阅读情况具有鲜明的时代性，与以往的状况有诸多的不同。

2.1　缺乏阅读兴趣

或许是高中繁重的学习压力，那种被动学习的压抑让部分大学生失去了通过书籍来获得知识的热情，亦或是相比于大学生活的丰富多彩，阅读显得枯燥乏味。

有大学生反映，特别不喜欢诗歌。因为中学时代的应试教育，诗歌都是重点的、要考的内容，造成了大学生最不愿意阅读的就是诗歌。学生必须要努力的去背诵，而没有真正体会到诗歌本身的情感内涵和艺术魅力，因此即使摆脱了应试教育的大学生，对于诗歌依然没有热爱。

有的学生认为阅读网络小说仅仅是一种性价比极高的消遣方式，用来打发学生时代的无聊时光。

当代大学生即使对文学类书籍有兴趣，并且愿意提高文学修养，认同文学作品是心灵的寄托，情感的归属，但是仍然接触较少，或者很少付诸阅读行动。此外，大学生对情节曲折、生动有趣的故事类或小说类文学较为青睐，而疏远枯燥乏味、较难理解的散文、戏剧等文学作品；喜欢符合当下的中国现当代文学，而对古典文学和外国文学的兴趣较少。

调查结果显示，当代大学生对于简单易懂、故事性强的作品喜爱程度较高，真正需要耗费时间精力去分析理解的经典文学却鲜少问津。

2.2 缺少阅读时间

大学课程相对于高中阶段来说减少了许多，因此同学们有更多的空闲时间可以自由安排。但是对于大部分同学来说，这些时间大多是用在娱乐上，或是相约外出游玩，或是打电子游戏消遣，也有社团或部门需要做的事，留给阅读的时间寥寥无几。

中国青年网校园通讯社曾针对大学生寒假阅读话题，对全国 1057 名大学生展开问卷调查，结果显示超六成大学生寒假期间看过电子书，但近六成大学生每天阅读时长不足一小时，超四成大学生对阅读情况不满意；对于读书的意义，他们是十分清楚的，但是阅读总量仍在不断减少。山东、北京等地高校大学生读书情况调查显示，大学生读书时间明显缩短，每天读书时间仅一小时左右。并且当代大学生读书的功利性越来越强，对英语、计算机等考试书籍青睐有加，但其他种类的书籍却鲜少问津，这种局面导致大家忽视了其他具有较高"营养"价值的经典书籍，阻碍了自身综合素质的提高。

2.3 "碎片化"阅读、"浅阅读"成为主流

不难发现，现今娱乐性活动对大学生的诱惑越来越大，大学生的阅读时间受持续挤压。"浅阅读"逐步取代以往的精读方式，导致大学生的实际阅读效果大大降低。与以往经常阅读不同，现在的阅读变成了大学生闲暇之余才会去做的事情。

吸引大学生阅读文学书籍的最主要原因，是内容和故事情节要引人入胜，这个不难理解，电子书的出现，改变了人们的阅读方式和时间；新媒体时代的冲击，使人们逐渐摆脱对纸质书籍报刊的依赖；人民生活水平提高，物质生活

更加丰富多彩，闲暇时间的活动形式更加多样化；生活逐渐物质化，大学生有时间会更加愿意和亲朋好友去旅游、去玩乐，生活变得不纯粹了，愿意通过自己努力去打拼的人越来越少。在成本低廉、携带方便、资源丰富的电子阅读为主的时代，当"碎片化"阅读成为习惯的时候，大学生们已然没有过多的精力去筛选淹没在书海中的好书了。因此，"浅阅读"成为他们的习惯。

2.4 阅读成为个性的体现

在一定程度上可以说，一个人所偏好的读书类型，是其心理、情绪的一种反映。向往 "银鞍照白马，飒沓如流星；十步杀一人，千里不留行；事了拂衣去，深藏功与名"的快意潇洒的人，往往喜欢看武侠小说；喜欢谈古论今，评论古今兴衰起落的人，一般对历史书籍感兴趣；有"花间一壶酒，独酌无相亲；举杯邀明月，对影成三人"的浪漫情怀的人，往往对诗歌类书籍感兴趣……当代大学生更加关注自身的发展，他们喜欢的作品，内容会更贴近个人期望的生活状态，情节会更符合个人的情感需求；同时，大学生思维活跃，想象力丰富，猎奇心理强，一些人喜欢搞笑打趣的内容和情节，所以无厘头类小说也受到大学生欢迎。至于读每本具体作品的缘由，有的是因为知名度，有的是为了喜欢的作者，还有的仅是被书名吸引。

2.5 他人推荐或受到电视电影的影响而去阅读相关文学作品

大学生青睐的作品偏向于爱情、亲情、友情以及时代变迁，此类多是因老师和同学的推荐。例如中国当代女作家饶雪漫所著的青春互动小说《左耳》，书中不仅有对逝去青春的追忆，还有借青春之名的救赎与原谅，以及青年人对主流评价直观的认同与回归，饶雪漫生动地塑造了一批性格迥异的年轻人的形象，并用极富张力的文字，完美展现了当下青年人成长时期的疼痛和美好 [90]。2015 年《左耳》被翻拍成电影和电视剧，许多大学生因此而去读了原著。《左耳》的感人之处，并不是其情节设计之巧妙，而是文字中闪现的人性光芒，吸引了大批大学生去阅读和品鉴。

2.6 对优秀传统文学作品的认识对阅读产生影响

大学生对于文学作品在自己心中的定位各有不同，大部分认为是提升文学素养、闲来爱好，也有人希望从中获得自己需要的知识。间接说明了文学作品在我们生活中的重要性。莫言曾说"也许文学最大的用处就是它没有用处"。这里所说的文学无用，是因为它润物无声。事实上，文学看起来无用但又确实滋润着灵魂，"如果我们一个中国人没有读过唐诗宋词，他即便是穿着中国人的衣服，长着一副中国人的面孔，他的心灵我觉得也有很大的缺损，他根本就不是一个真正的中国人。"只有读了中国的书，接受了汉语之美的滋养，接受优秀文学作品的那种滋养，才能造就一个"中国式"的人。好的文学作品，会影响大学生的性格及三观，并以此影响大学生的处事方式、思维方式、气质[91]。

2.7　大学生最喜欢的文学作品类型主要是小说和散文

或许是因为小说的故事情节更容易吸引读者，且题材多样，可以满足不同人群的阅读需要。不仅可以陶冶我们的情操，也可以缓解我们难过时的心情，每部小说都有着独特的主人公，独特的故事，独特的情景，构成一个独特的世界。读小说，就像把大千世界的人和事，放入浏览器窗口一样，随意浏览翻阅。

同理，每一篇散文，也都有独特的视角，阐释独特的意境，演绎独特的情愫。读散文，也像喝茶品酒一般，让读者在语言构筑的世界里漫游体味。散文由于文字精练、富含蕴意、余韵隽永，受到部分大学生的喜爱。

2.8　大学生更倾向于中国小说的原因

从武汉大学的借阅数据可以看出，大学生借阅的文学作品多是中国小说，如当代现实主义小说《平凡的世界》，武侠小说《笑傲江湖》《鹿鼎记》等，这表明中国大学生在中国文学与外国文学的选择中更倾向于中国文学。

其原因，大多数人认为是被文学作品的精彩故事情节吸引，这表明文学作品的故事情节极其重要，也表明作家对故事情节的构思应该更加注意，要想吸引读者，精彩的故事情节是必不可少的；其次，文学作品中的人物形象也对读者有着极其重要的吸引力，对人物的塑造，能在读者的心中留下极为深刻的印象，如鲁迅笔下的孔乙己、闰土和阿 Q 等。当然，文学作品中一些道理和情节与生活的重合，与读者生活的碰撞，也很大程度地吸引了大学生。此外，因为某一位作者才喜欢文学作品的人也不是没有，但是比例相对较少。

综上，大学生喜欢文学作品的原因是客观和积极的，大学生对于文学作品的选择有自己的思考，并不是盲目的。他们有能力分辨文学作品的优劣，也能从中汲取自己所需要的知识和感悟。大多数大学生也表示自己最喜欢的、对自己影响最大的文学作品，还是那些社会所公认的有底蕴、有深度的优秀经典文学作品。因此，在大学时期，我们应当提高的不仅仅是技术特长，更重要的是人文素养，经常阅读优秀的文学作品，才能成长为知识专长与人文素养协调发展的优秀人才。

五、对策和建议

阅读不仅是对心中理想世界的坚持，更是对思想和心灵的升华与净化。通过阅读，可以改变大学生的生活轨迹和灵魂世界。

正如余秋雨所说，只有书籍，能把辽阔的时间浇灌给你，能把一切高贵生命早已飘散的信号传递给你，能把无数的智慧和美好对比着愚昧和丑陋一起呈现给你。区区五尺之躯，短短几十年光阴，居然能驰骋古今，经天纬地，这种奇迹的产生，至少有一半要归功于阅读。

当今社会的大学生或多或少存在浮躁感，能从阅读中获取宁静，不失为一种放松自己的办法。尤其是因兴趣爱好而阅读作品的人通常更容易获得个人的满足。阅读对他们而言是一种享受，安静地读书更是他们的乐趣。他们对于阅读保持积极的情绪，并通过阅读调整情绪，促进身心健康。

1. 加强大学生对经典著作阅读的引导

事实上喜爱阅读经典的大学生并不多，但依然有必要阅读经典。经典读物不会像工具书一样，满篇知识点，可以立即学以致用，因此大部分大学生对经典著作的热情不高，只是偶尔阅读；亦或许是因为这些书带有一定的思想深度，一时难以体会其中内涵，阅读体验感低。但经典著作润物无声，能够潜移默化地改变一个人的涵养，是历史的积淀，是创新的先导，更是优秀文化的传承。应该加强当代大学生文学素养提升，鼓励他们阅读富有经典内涵的文学作品，感受文学之美。

如名著《红楼梦》，其可探究的东西繁多，结合作者的年代，可以看到当时的经济、民众生活水平、人民的愿望、资本的萌芽等，其丰富内涵足以吸引人们阅读；有的名著包含了计谋、军事的运用，成功的秘诀、社会的规律，很多都可以被现代的大学生所采用，《三国演义》《孙子兵法》的畅销，说明人们能从经典名著中获取先辈宝贵的经验教训，更利于自身的为人处世；有的名著文笔极佳，并有励志作用，看后使人振奋、坚强，如《钢铁是怎样炼成的》《平凡的世界》，不仅可以陶冶情操，更能振奋精神；有的名著对于学习和了解古代中国文化有极大的益处，如《论语》《孟子》《墨子》《大学》《老子》《中庸》等，我们能从其中学习到先哲们深邃的思想，进而弘扬中华民族传统美德。

2. 关注网络文学与传统文学作品的博弈

本次调研中所反映出来的网络文学与传统文学作品的博弈也让人十分关注。网络文学在大学生心中占据一席之地，如玄幻仙侠、历史架空、言情及一系列衍生文学作品，由于它们强烈的虚构效果，给读者更多的幻想空间，能在一定程度上促使大学生释放自己的负面情绪，因而具有较强的吸引力。并且社会网络发展迅速，经济化、实惠化的观念更加流行，网络文学作品市场需求更是逐渐增大，这些都给网络文学作品带来较好的发展空间。然而，与网络文学相比，传统文学作品更加贴近生活，更具现实性且对社会现象的影射和反馈更多，所能体现的思想内涵也更加丰富深厚，对大学生思想的启迪和影响更大。古往今来，传统文学作品占据十分重要的历史地位，岁月变迁沉淀下的时代经典及其所体现的主流文化依旧是大学生热爱并愿意研究的重要内容。选择当代文学作品更能体会时代性，使读者与作者站在同一方位思考问题。

大学生对网络文学的偏爱是一件利弊参半的事。一方面网络文学内容质量相对较差，甚至存在三观不正的作品，不利于培养大学生正确的认知和情感表达方式，更谈不上提升文学素养，同时也增加了大学生使用手机频率，甚至熬夜进行数字阅读。另一方面，网络文学能丰富当代大学生的社会阅历，有利于大学生从不同的视角、故事了解世界，同时，网络文学还能激发大学生的创新意识，培养他们的平等观念。因此，网络文学的兴起是一把"双刃剑"，我们不能完全否定，要充分认清其不足之处，加强对网络文学题材质量的把控，让大学生能在数字阅读中学到知识，提高素养，开阔眼界。

3. 改变"快餐式阅读"的习惯

随着计算机与互联网的普及，人们在网上能够快速便捷地获取更多的信息，传统纸质书籍的地位受到了严重挑战。由于网络资源总量丰富，查找方便，更新及时，加之智能手机以及移动网络的普及，使大学生在阅读媒介上有了更多选择的余地，进而造成了现代大学生首选网络阅读和电子书的现状。

手机等电子产品具有便于携带等优点，促进了"快餐式阅读"的流行。这种阅读方式严重冲击着大学生的人文素养，降低了大学生的阅读品味，使得大学生的见识越来越趋于浅薄，并且网络文学的弊端也很明显：大量良莠不齐作品的出现，浪费了大学生的时间和精力，相当一部分学生只通过网络搜索获取简单的信息资料而不翻检、查找原文，就对阅读书籍进行选择，满足于"入口即消化式"的"快餐作品"，不阅读原著，只看提要式的简介，或只看根据原著拍摄的影视作品，"消解文化""水煮经典"等成为热衷网络版本者的普遍阅读现象。虽然"快餐式"阅读确实能给人带来便捷，但也使大学生付出了极大的时间成本，不仅降低了文字欣赏水平和语言表达能力，而且使阅读所获得的知识也呈现出"碎片化""肤浅化"的特点。因此，需要社会各界花大力气来改变"快餐式"的阅读习惯。

4. 平衡当代文学与古典文学的倾向性选择

调研显示大学生对当代文学作品的喜爱程度高于古典文学作品，其原因可能是当代文学通俗易懂，更易于引起读者的共鸣。相对于主要以文言为信息符号的古代文学作品来说，大学生更喜爱的现代著作，是当前时代背景下以白话为语言符号重建的独特文体模式，不同于古代著作的文学精神。这种偏向性的选择与大学生所处的社会环境、时代背景、语言风格和个人需求都密切相关。

5. 对于阅读文学作品意义的思考

阅读有用吗？答案是肯定的，它会让你变得温暖而有力量。"背包里常有诗和远方"是一个很经典的比喻，大学生就像等待装满果实的篮子，文学就像是清澈的河流，我们用篮子去提水，你会发现竹篮打水一场空，但是你真的什么都没得到吗？不，你会发现你的篮子变得干净了，甚至篮子里有了新的收获。

阅读文学作品有利于大学生培养正确的人生观、价值观，这一点是非常重要的。而这些宝贵的知识财富，很多都沉淀在前人留下的著作里。贴近于生活的名著中，有着引人入胜的环境描写，有着令人深思的人生道理，有着积极向上的精神食粮。所以，阅读文学作品能使大学生学到更多的知识，提高文学修养，提高生活质量，改变生活态度，改善情绪，提升自身的能力。

不同于网络游戏和运动，阅读是大学生进行思想放松与充电的一种形式。文学作品在起到娱乐放松作用的同时，也起到了一定的思想教化作用。读文学作品，不应该只是为了满足自己的私利和欲望，而是因为我们拥有激情、梦想，想要去遨游知识的海洋，满足求知的乐趣，疏解不良的情绪。闻一多认为：在有些人生的严重关头，有时让你感到不舒服，严重时简直要你的命，这些时候，当你感觉没有能力应对时，其实还是有不可思议的潜能的。问题只在于用一套什么手段把它动员起来。一挺胸，一咬牙，一转念头，潜能起来了，你便能排山倒海，使一切不可能变为可能了。每一部流传至今的文学经典都是人类文明的瑰宝，是文学巨匠为我们留下的智慧与优秀文化的结晶。

当然，好的文学作品使大学生受益匪浅，在某个方面得到一定的改变或提升的同时，有时也会使人沉迷其中，打乱正常的生活作息规律，因此，手不释卷的同时还应注意健康作息。

6. 加强对大学生阅读习惯的正确引导

针对大学生的阅读现状，需要正确地加以引导。目前由于多种原因，大学生阅读习惯出现了偏差，文学艺术作品没有很好地发挥治疗、教育、熏陶、感染的作用。因此，在网络极度发达的现状下，应加强对大学生阅读的有效引导。既要养成良好的读书习惯，提高艺术审美能力，又要有真正的好书推荐给大学生，起到心理疏导和健康养成的作用，而不是一味地宣扬"读书"来引导阅读。

当代大学生应树立良好的阅读心理和阅读习惯，把握传统阅读和网络阅读各自的优势和局限性，利用经典作品中的养分来提升人文素养。了解传统艺术审美文化的人伦特质，把握艺术审美与人文思想之间的内在联系，培养大学生的审美鉴赏能力，使大学生从优秀艺术作品的鉴赏中汲取积极向上、奋发进取的精神力量，塑造高尚的品格，有利于大学生在社会主义核心价值观的引导下，真正做到经典中所提倡的知行合一，强化个体的人文素养，最终达到提升整体人文素质的目标。

由于该研究是在某一所大学新生中开展的，调查研究结果有相当的局限性。今后将在其他年级开展更多类似的研究，以增强其科学性。

下编
抑郁与文体

　　根据后现代结构主义的理论，通过当事人的语言叙述或艺术表达，可使当事人和阅读者（或倾听者）缓解部分由于自身或生活带来的压力，解决情感冲突，从而实现自我疗愈或疗愈他人。

　　语言艺术体现的这种对生命和心灵的呵护与尊重，让当事人可以在一个温暖、安全的环境中享受创作的乐趣，实现情感表达的自由。中医的"七情治病"说，就有"喜胜忧""怒胜忧"说法，通过语言艺术独有的自由联想来稳定和调节情感功能，有助于用主观经验取代无法或暂时难以改变的客观事实，自由地表达出内心深层次的动机、情绪、焦虑、冲突、价值观和愿望等，从而治愈我们的心灵，同时调节人的生理状态，把大学生从挫败、自责、缺少动力的忧郁状态中解放出来，促进身心健康，重建过去，创造未来。加之文学艺术本身具有的符号性和价值中立性，亦可使许多负性情绪得以合理地表达，所以不同的文学体裁以各具特色的鲜明语言和艺术形式，满足大学生的身心需求，用语言的叙事性和艺术性，疗愈着不同需求的大学生。

·第一章　诗歌疗法·

见与不见

仓央嘉措

你见 或者不见

我就在那里 不悲不喜

你念 或者不念

情就在那里 不来不去

你爱 或者不爱

爱就在那里 不增不减

你恨 或者不恨

我的手在你手里 不舍不弃

来我怀里

或 让我住进你的心里

默然相爱 寂静喜欢

——摘自《仓央嘉措诗歌全集》

大学生正处于从青春期后期向成年期过渡的阶段，面对学习、生活、恋爱和人际交往，他们会有一定的心理压力和冲突，并无可避免地会遭遇挫折和失败，而又无法轻易摆脱所处的文化背景和境遇，从而导致抑郁情绪的产生。

正如前文所述，抑郁情绪有两面性，积极的一面，体现在它会促使大学生积极思考解决办法并伴之真正的成长和独立，但消极的一面则表现在抑郁情绪如果长期得不到纾解，最后发展为抑郁症，给患者及其家庭带来严重的精神和生活困扰。

抑郁症作为一种相对常见的情绪障碍，抑制人的精神，使人缺乏基本的快感，处于长期的悲伤和不愉快情绪中不能自拔，并伴随思维迟钝、失眠、食欲不振，严重影响大学生的身心健康。作为新兴的艺术疗法之一的诗歌疗法，就是一种重要的干预和治疗手段。

诗的境界是将敏锐的感觉和深刻的感受用优美的、富有旋律的语言记录下来，使人沉醉和充满希望，不再为困顿的现实所围。诗歌往往于短暂细微的刹那间，通过诗人的语言，显现出无穷的精神和突破现实局限的无限自由。它使平凡的一刹那灌注了生命的勃勃生机，一刹那便成为永恒，因此诗歌被称为纯粹的语言艺术。华兹华斯认为"诗起于经过沉静中回味的情绪"。雪莱在《诗歌的辩护》中说："每位作家都必然是诗人，因为语言本身就是诗。"当代作家王小波曾这样阐述过诗的作用：

在冥想中长大以后，我开始喜欢诗。我读过很多诗，其中有一些是真正的好诗。好诗描述过的事情各不相同，韵律也变化无常，但是都有一点相同的东西。它有一种水晶般的光辉，好像来自星星……真希望能永远读下去，打破这个寂寞的大海。我希望自己能写这样的诗。我希望自己也是一颗星星。

——摘自王小波《你为什么读诗》

第一节　诗歌疗法简介

谈诗歌法之前，我们先来认识一下诗：

　　"诗者，志之所之也，在心为志，发言为诗。"

　　"诗缘情而绮靡。""用一种美的文字……音律的绘画的文字……描写人的情绪中的意境。"

　　"诗 =Inhalt（直觉 + 情调 + 想象）+Form（适当的文字）。"[92]

　　"诗是艺术地表现平民性情感的语言艺术。新诗是采用抒情、叙述、议论，表现情绪、情感、感受、愿望和冥想，重视语体、诗体、想象和意象的汉语艺术。现代汉诗是用现代汉语和现代诗体抒写现代情感及现代生活，具有现代意识和现代精神的语言艺术。"[93]

　　中国对诗的定义大抵如此，虽不尽相同，不过也有共性——"诗"之所以称其为诗，情感抒发是核心，主要表现的是个性化的生命态度，诗独有的节奏形式真正体现的是生命的节律。

　　正如我国著名文艺理论家、美学家朱光潜先生认为的，诗是人生世象的返照，在文学艺术的领域具有崇高的地位，被称为文学艺术之冠[94]。诗以其独特的韵律和抒发的深刻的情感，创造了每一个人都可凝神关照的"独立自足的小天地"，是共性与个性的结合体，满足人的精神追求和情感需求。诗歌基于对自然的再创造，在人生世象上建立的一个崭新的自我的世界，承认个人的情感需要，直接探索每个人最深层的生命体验，有助于自我认同和自我理解，因此得到正处于青春期的大学生的欢迎和喜爱。

　　但与其他文学体裁不同的是，诗歌与音乐同源，与人独有的身体节奏相契合，是人自身情绪的重要部分，因而成为人类传达情绪和情感的最直接而且最有力的媒介。好的诗歌，就如好的音乐一般，高而促的音，引起肌肉及相关器官的紧张激昂；低而缓的音，引起肌肉的弛懈安适。人类的喜怒哀乐等情绪，会使神经、呼吸、循环、内分泌等系统受到影响，随之肌肉的伸缩和注意力的张弛也会改变常态，每种情绪都会引起特殊的生理反应，诗歌表达的就是这种生理变化引起的情绪反应。诗歌就是让作者的情绪流露于语言的节奏，产生如音乐般感人的效果，让人闻之、读之、诵之，如通电流、如听回响，从而产生了强烈的共鸣，任其浸润蔓延于身心全部，唤起那种节奏所常伴的情绪，或悲，或喜，或得到深深的感悟。

美国女诗人艾米莉·迪金森（Emily Dickinson）这首小诗《假如我能弥合一颗破碎的心》，就给人以深深的慰藉：

假如我能弥合一颗破碎的心

艾米莉·迪金森

假如我

能弥合一颗破碎的心灵

我就没有虚度此生；

假如我

能使一个饱受折磨的人痛苦得到减轻，

或者帮助一只小鸟，一只垂死的知更

重新回到它的鸟巢，去见他的双亲

我就没有虚度此生。

人们往往在与诗歌的共鸣中寻求到知音。伯牙的"高山流水"，相遇知音知心的钟子期；司马相如的"凤求凰"，赢得了心心相通的卓文君。诗歌表达的感情，是艺术中最活跃、最动人、最富于感染力的一种。

因此，有人阐释浪漫主义诗歌时说："诗性的语言（不论是诗歌、散文还是戏剧）无疑是对现代主义最好的回答。她朦胧多义，潜藏意蕴并极富张力，这使她自然而然地成为诠释人性潜质，回味过往，享受现下，梦想未来的最佳方式。"

浪漫派诗人威廉·华兹华斯（William Wordsworth）在《抒情歌谣集·序》里说："诗是强烈情感的自然流露。它起源于在平静中回忆起来的情感。诗人沉思这种情感直到一种反应使平静逐渐消逝，就有一种与诗人所沉思的情感相似的情感逐渐发生，确实存在于诗人的心中。"[95]

日本文论家滨田正秀评论抒情诗："所谓抒情诗，就是现在（包括过去和未来的现在化）的自己（个人独特的主观）的内在体验（感情、感觉、情绪、愿望、冥想）的直接的（或象征的）语言表现。"

　　美国佛罗里达州立大学教授尼古拉斯·玛札（Nicholas Mazza）认为："诗歌疗法就是语言艺术在诊疗中的运用。"中国第一位开展诗歌疗法讲座的王珂教授这样定义："诗歌疗法是借用读书疗法与书写疗法的原理及方法，通过诗歌欣赏和诗歌创作，治疗精神性疾病，特别是在突发事件中进行有效的心理危机干预。"[96]

第二节　诗歌疗法理论基础

一、弗洛伊德——精神分析学

　　文学作品类似于梦，弗洛伊德认为人们潜意识、本能欲望（力比多）、内心矛盾等是幻想和文学作品诞生的内因，具有显在的表象和潜在的内涵，他的《梦的解析》首次将梦带入临床心理学，《创作家与白日梦》可以引申为将写作、表达引入心理治疗。

　　对弗洛伊德而言，诗歌的目的在深入探索内心情感，并试图用文字将那种内蕴和秘密的东西表达出来。是前意识和潜意识材料被写作者外化为鲜活可感的形象的一种方式。

　　诗歌创作运用到象征等修辞手法，试图化解个人内心的矛盾，并概观、解读、代言内在的人性，因而诗歌便成为强有力的治疗工具。然而，弗洛伊德对于通过诗歌去探索诗人的人格、脾性更感兴趣。

二、荣格——分析心理学

　　卡尔·古斯塔夫·荣格（Carl Gustav Jung）则从集体无意识和原型理论出发，认为诗人、艺术家之所以创作并不是因为他得了精神病，而是有一股需要释放的创造力。艺术具有鲜活可感的创造力，其丰富的形象和深远的意味既是一种个人表达，又能深入每个人的内心，是超越时限和普遍意蕴的一种表达。

荣格改良了许多弗洛伊德的理念，在荣格看来，艺术不是疾病，象征亦不是症候，因为象征是人类想象力的体现，诗人理应赋予诗作以深长的意味，不应将诗歌降格为只作心理分析之用。

那些极富意味的艺术虽然是一种个人表达，但却深入到我们每个人的内心。因为那是一种超越时限、普遍意蕴的一种表达。诗歌本身就是创造力的一种表现，是一种能力，它不为原型所拘泥，而是通过塑造当下的、鲜活可感的形象将内在创造力释放出来。

三、阿德勒——个体心理学生活格调理论

阿尔弗雷德·阿德勒 （Alfred Adler） 心理学的一个进步，是在社会语境中对个体进行解读和分析。他在"创造性自我"的阐释中意识到个体的独特性，认识到人类对生活格调的追索和实现。阿德勒一直相信，人类在很大程度上并不为消逝的过往而总是被未来的期许所激励着。人类通过虚拟目标，构筑着他们自己独特的世界和期望抵达的方向。

诗人抒写着个体的存在、游历和死亡，是一种深刻的观照和深度的现实写照，终有一天，人们会意识到诗人才是追索真理的引领者。

四、格式塔心理学

诗歌疗法的人文积淀还可溯源至格式塔心理学。《格式塔疗法》探讨"用语言和诗歌"，将诗人创作与精神病患者的絮叨作出区分：精神病患者是挥霍体能，诗人创作却一定是在寻求心中疑虑的解答。

正如现当代诗人北岛在他那首著名的诗歌《回答》中，用铿锵的语言表达对一切不公的回应：

> 我不相信天是蓝的，
>
> 我不相信雷的回声，
>
> 我不相信梦是假的，
>
> 我不相信死无报应。

臧克尔（Zinker）在《格式塔疗法的创造性过程》中认为，诗歌的创造力既是个人的也是社会的，因为从本质而言，生命本身就是一个极富创造性的过程。他对诗歌治疗阶段和流程进行了分析，主题起源于一个共识，经过一系列的塑造、发展，并最终转化为一种新颖的思维和行为方式，替代主流意识的束缚，表现生命。

五、马斯洛——人本主义心理学

马斯洛倡导人本主义的心理疗法方式。这种新方式不以病理学为基础，而是以诗人浓郁的生活格调为基础。读诗和写诗能够满足马斯洛所言的七种需要：生理需要、安全需要、归属与爱的需要、尊重的需要、认识需要、审美需要以及自我实现的需要。

马斯洛认为审美需要是人的本能需要，就如生理需要一样。"在某些人身上，确有真正的基本的审美需要。丑会使他们表现出某种病态，美会使他们痊愈。他们积极地热望着，只有美才能满足他们的热望。这种现象几乎在所有健康儿童身上都有体现。关于这种冲动的证据在任何文化的所有时期都可以找到，甚至可以追溯到洞穴人时代。审美需要与意动、认知需要的重叠之大使我们不可能将它们截然分离。秩序的需要、对称性的需要、闭合性的需要、行动完美的需要、规律性的需要以及结构的需要，可以统统归因于认知的需要、意动的需要或者审美的需要，甚至可以归于神经症的需要。"[97]

六、弗洛姆——"人是心理人"理论

艾瑞克·弗洛姆（Erich Fromm）认为"人"的定义不仅局限于解剖学和生理学，人，还具有共同的基本心理特征，并被他们的精神、情感和共同目标的普遍规律所控制。事实上，诗歌帮助我们正确地描绘最终称之为"人性"的东西。

象征语言是人类表达内在经验的语言，它似乎是表现的一种感官体验，诗通过象征语言解放人的想象力，让理性思维让位于感性思维，让人获得真正意义上的"灵与肉"的解放[98]。

七、埃里克森——人格发展理论

埃里克森将人的心理发展划分为八个阶段：1 岁、2~3 岁、3~6 岁、6 岁~青春期、青春期、成年期、中年期、老年期。每个阶段有每个阶段可能出现的心理危机、发展障碍。针对每个阶段的心理危机，埃里克森的人格发展理论可供家庭、学校教育参考，也可以为诗歌疗法选择理论依据，为危机的转变创造条件，具有多方面积极的作用[99]。

第三节　诗歌疗法实践模式

诗歌疗法大致可分为两种实践模式：第一，接受性模式：将文艺作品引入治疗之中；第二，表达性模式：当事人或患者的诗歌创作在治疗中的作用[100]。对于大学生来说，读诗（欣赏诗歌）和写诗（创作诗歌）都深受他们的喜爱，所以我们可以利用诗歌疗法的接受性模式和表达性模式对大学生的抑郁等负性情绪进行干预。

语言艺术的解放性和自由性，可以让人摆脱现实世界的剥夺感和束缚感，诗歌可使人重获精神的自由和身体的自由。艺术往往来源于人的本能冲动和情感释放，生存、占有、爱、恶、性、怜、惧之类，都是人类野蛮性的本能冲动和情感，但人们在现实生活中又不得不放弃某些本能要求，使人感受到极度的痛苦，而艺术则能够把这些放弃本能要求的痛苦感受，将生命提升到一个较为高尚纯洁的境界，正如印度著名诗人泰戈尔在《生如夏花》中吟唱的，"我相信自己，生来如同璀璨的夏花，不凋不败，妖冶如火"。其实泰戈尔生活的时代也是一个痛苦远超欢乐的时代，但他永远坚持通过诗人的心灵，将弥漫于世界的痛苦，融化流涌而成为抚慰心灵的诗歌。

语言艺术具有开阔视野的作用。每个人所见所感的局限性，受困于自己仅有的空间和时间，艺术则能"借他们的眼睛给我们看"，看见许多真正重要的东西，将那些稍纵即逝的情感和情绪，在刹那中见到终古，在微尘中显示大千，极大地拓展了普通人的视野和感觉，使人倍感世间万事的精细微妙，特别值得留恋和深刻反省。随着眼界的不断开阔，人类的视野也逐渐放大，想象力更加丰富。诗歌给予我们的这种生命自由和深刻认知，赋予了人类掌控个体命运的力量，使更多的人在情感的激荡中感受到人生的意义和价值。

语言艺术解放了自然对人类的限制。人不可以为所欲为，必然服从自然的限制，而不能完全接受欲望的驱使。但在诗歌的艺术创造中，人则可以自由掌控自然，产生各种美感体验，在有限的挣扎中获得无限的美好，在奴役中获得身心的自由 [101]。诗歌，它是"白日放歌须纵酒，青春作伴好还乡"，为战乱结束、期待人民生活安稳而抒发的郁结之情；是"死去原知万事空，但悲不见九州同"，为祖国命运担忧而悲叹的动人之情；是"少年不识愁滋味，为赋新词强说愁。如今识尽愁滋味，欲说还休，欲说还休，却道天凉好个秋"，为世事沧桑变化的凄凉之情；是"月有阴晴圆缺，人有悲欢离合，此事古难全。但愿人长久，千里共婵娟"，为命运无常、人情冷暖而自我疏导的豁达之情。

参与适宜的、恰当的诗歌创作活动，能获得更多的愉快感、舒适感，美的体验让人总体身心状态良好，达到愉快感的最优化，对抑郁等负性情绪具有显著的干预效果。

舒适感、流畅体验可缓解抑郁等负性情绪的郁结，并对抑郁等负面情绪带来的兴趣缺乏具有疗愈作用，诗歌优美的语言，可以抑制抑郁所产生的低落情绪，促使抑郁患者转移注意力，将情感转移到文学艺术创作活动中，产生新的动力，从困扰的事件中摆脱出来，有利于心理健康。

一、接受性治疗模式

接受性治疗模式指的是配合当事人的心境，针对性地选用一些恰到好处的诗歌（流行歌曲的歌词也可供选用），通过朗读或阅读的方式，体验诗歌对身心疗愈的魅力。大学生自行选择合适的诗歌阅读，减少情感冲突，宣泄和升华青春期澎湃的情感。

当前，学习压力、就业压力、恋爱问题很容易使部分大学生陷入抑郁、不开心的情绪。大学人才济济，一些在中学成绩优秀的学生因为受不了进入大学后的成绩落差，无法适应学习环境和学习方式，变得焦虑和自卑，甚至否定自己，长时间心理压抑和焦虑后必然产生抑郁心理；除了专业课学习外，各类考证考研也给大学生增加了很大的压力。严峻的就业形势，理想与现实的冲突，让一些大学生在即将步入社会、面临找工作的压力时感到前途渺茫，从而影响他们的学业和身体[102]。此外，处于青春期的大学生，恋爱问题不能很好地解决，也是引起他们抑郁的重要原因之一。面对以上困境，诗歌作为抒情和符合人类普遍身心节奏的文学体裁，恰到好处地为大学生提供了宣泄和升华情感的途径，以及追求人生理想的出口。

二、表达性治疗模式

表达性治疗模式就是鼓励当事人自己写作诗歌，即原创性写作，这是诗歌疗法的又一重要方式。通过原创性写作，创作者可以充分表达自己的内心情感和寻找解决问题的方式。正如尼古拉斯·玛札所认为的"那些真正能起到疗效的诗作其实在作者构思酝酿之时就已开始她的诊疗事业了，而它第一个诊疗的对象就是那位诗人。"

大学生是有文化有思想的群体，原创性写作对他们尤其有益。为了不让大学生对创作诗歌望而却步，表达性治疗模式允许大学生自由地用诗歌的方式表达内心情感和感受。这种方式的独特之处在于，对诗歌的形式和节奏并没有太高的要求，其重视的仅仅是诗歌语言和节奏所抒发和表达的情感，相较而言形式则显得没那么重要。也就是说诗歌疗法中的写诗，并不注重诗的形式，也不过多要求诗的创作水准，只要能够表达自己的内心情感、疏解各种抑郁情绪就行，重点关注诗歌创作的疗愈效果。

无论诗歌疗法采用哪种模式，其疗效均取决于所选择的诗歌主题，对大学生群体而言，大多与以下题材有关。

1. 关于人生的思考

基于埃里克森人格发展理论，大学生已经开始进入思考人生价值和意义的阶段。但人生不如意有十之八九，可以与外人道者常只有二三。也许年轻的大学生努力了一次又一次，失败了一次又一次，感觉前途渺茫，甚至怀疑自己，仿佛生活失去了希望。这时候诗歌可以为迷茫的大学生找到一条出路，重新感受到学习生活的快乐。例如反复吟咏我国当代诗人食指的《相信未来》，可以给大学生以信心和力量，战胜困境和自卑，摆脱抑郁。

相信未来

食 指

当蜘蛛网无情地查封了我的炉台
当灰烬的余烟叹息着贫困的悲哀
我依然固执地铺平失望的灰烬
用美丽的雪花写下：相信未来

当我的紫葡萄化为深秋的露水
当我的鲜花依偎在别人的情怀
我依然固执地用凝霜的枯藤
在凄凉的大地上写下：相信未来

我要用手指那涌向天边的排浪
我要用手掌托住那太阳的大海
摇曳着曙光那枝温暖漂亮的笔杆
用孩子的笔体写下：相信未来

我之所以坚定地相信未来
是我相信未来人们的眼睛
她有拨开历史风尘的睫毛
她有看透岁月篇章的瞳孔

不管人们对于我们腐烂的皮肉

那些迷途的惆怅、失败的苦痛

是寄予感动的热泪、深切的同情

还是给以轻蔑的微笑、辛辣的嘲讽

我坚信人们对于我们的脊骨

那无数次的探索、迷途、失败和成功

一定会给予热情、客观、公正的评定

是的，我焦急地等待着他们的评定

朋友，坚定地相信未来吧

相信不屈不挠的努力

相信战胜死亡的年轻

相信未来，热爱生命

当我们在反复吟咏和欣赏这首诗歌时，仿佛在品味着人生的百态——悲欢离合、激流险滩，就像四季里不可能没有寒冷、风霜与雷电，就像诗人说的"当蜘蛛网无情地查封了我的炉台""当灰烬的余烟叹息着贫困的悲哀""当我的紫葡萄化为深秋的露水""当我的鲜花依偎在别人的情怀"。虽然贫困、不公和失败始终困扰着诗人，但可贵的是虽身处困境，依然坚信美好的未来迟早会到来，用坚定的语言鼓励失败的世人"在凄凉的大地上写下：相信未来""用孩子的笔体写下：相信未来！"坚定的信念，直白的情感，就像诗人诚恳地向我们走来，告慰每一颗忧郁的心灵，告诉我们"朋友，坚定地相信未来吧，相信不屈不挠的努力，相信战胜死亡的年轻，相信未来，热爱生命！"

古往今来，人生"不如意事常八九"。全诗反复吟咏"相信未来"，是诗人拂去了个人悲欢离合、相信理想的表现。全诗用象征的手法将小我的感慨升华到对人生哲理的思考，给人启迪，令人深思，并受之鼓舞。是的，也许年轻的大学生少不更事，并未经过真正的磨难，或者他们正陷于身心的苦难，遭遇着失意与逆境，但这不是一个此时此地的特殊问题，而是成年人普遍都要遇到问题。正因如此，食指的这首诗才有了魅力。诗歌既是个人的感受，又具有普适性，因此会让所有身处逆境的人都从中找到精神的慰藉。

这首诗直接表明了诗人对苦难的态度。有愤世嫉俗的悲叹，但没有悲观消沉的哀鸣；有失意生活的描绘，但更多的是诗人面对无数失意的泰然；有对命运反复无常的质问，但更多的是在厄运中始终保持的人性尊严。这种尊严和高贵，来源于他对生活与未来的坚定信念。他坚信："我要用手指那涌向天边的排浪，我要用手掌托住那太阳的大海，摇曳着曙光那枝温暖漂亮的笔杆，用孩子的笔体写下：相信未来！"那托住太阳的大海、摇曳着曙光的笔杆，终将抵挡住所有的风霜雪雨，未来的快乐终将实现。

这首诗借对未来的思索，表达了人们对生命意义的拷问，作者用坚定的信念作出了回答。他坚信时间的正义，"我之所以坚定地相信未来，是我相信未来人们的眼睛——她有拨开历史风尘的睫毛，她有看透岁月篇章的瞳孔。不管人们对于我们腐烂的皮肉，那些迷途的惆怅，失败的苦痛，是寄予感动的热泪，深切的同情，还是给以轻蔑的微笑，辛辣的嘲讽。"他相信生命的尊严，尽管物质世界万物凋零、大地冰封，但诗人的精神世界依然坚守着希望，"我"要用自己内心的火热，来抵抗外界的凄凉、寒冷与孤独。"依然固执地铺平失望的灰烬，用美丽的雪花写下：相信未来！"

这样，诗人创造出雄阔明朗的艺术境界，不仅充分展示了诗人乐观自信、不屈不挠的情怀，和对人生的深度思考[103]，也启发了读者对未来的礼赞、对社会不公的坚定反抗。

全诗阐述了什么是人生，怎样度过自己的人生，以及人生的价值和意义，熔铸了诗人发出的时代最强音——号召人们振作起来，付诸行动，勇敢地面对任何命运的挑战。在人生的道路上学会苦干，学会等待，不断进取，追求人生的理想境界。"我要用手指那涌向天边的排浪，我要用手掌托住那太阳的大海"，用伟大的浪漫主义的理想情怀，幻想以人的理论翻起大海，托起太阳，带来文明的曙光，并用曙光作笔，坚定无悔地写下：相信未来！

正如诗的最后，诗人一如既往地鼓励着人们"相信不屈不挠的努力，相信战胜死亡的年轻，相信未来，热爱生命。"在食指激情的吟咏中，我们能感受到他是用心灵来和读者交流的。当我们情绪低落，感到前途迷茫时，让我们充满热情地朗读《相信未来》吧，这首诗是强心剂，是指南针，是赤子之心对美好未来的顶礼膜拜[104]。

2. 关于爱情的憧憬和离殇

爱情，是处于青春期的大学生无限憧憬和无法回避的主题。但是在这个阶段，多数大学生的心理及生理发育尚未完全成熟，缺乏正确对待和认识恋爱的态度及观念，由此带来认识、知识及行为上的偏差，容易产生各种情绪问题，以至于有的因恋爱荒废学业，有的在恋爱中徘徊不前，有的因失恋郁郁寡欢。有学者认为，大学生对恋爱问题考虑得较为片面，心理承受能力较差，是引起当代大学生心理问题的主要原因之一，甚至会由此抑郁轻生或者伤害他人。诗歌疗法可以很好地帮助大学生正确表达恋爱的感觉，既可以抒发对美好爱情的憧憬，又可以用优美的文字抚慰恋爱的失意，从恋爱挫折的阴影中走出来，找到生命的归宿和情感的真正寄托。

大概受到流行偶像剧及爱情小说的影响，大学生普遍憧憬完美的爱情，认为爱情就应该是理想的状态，不允许有不圆满的地方，对方应该完全珍惜自己、爱护自己，不让自己受到伤害。现实却是，古往今来的爱情都充满着无限的遗憾，特别是大学时期的恋爱，因各种原因导致的分手实属常见。但始终有部分学生由于承受不了恋爱的失败，长时间处于纠结、痛苦、愤怒的情绪中，陷入抑郁无法自拔[105]。遇到这样的感情问题，大学生们不妨从爱情诗篇中，汲取精神的力量，寻找心灵的慰藉和解脱。

《诗经》里的爱情篇章，千百年来广为流传，饱含人们对美好爱情的向往与期待，如下面这首诗：

> 子之汤兮，宛丘之上兮。洵有情兮，而无望兮。
> 坎其击鼓，宛丘之下。无冬无夏，值其鹭羽。
> 坎其击缶，宛丘之道。无冬无夏，值其鹭翿。
>
> ——摘自《国风·陈风·宛丘》

　　对心目中爱恋之人的美好印象，是这首情诗的精髓，可以说这种想象，正是爱情的开端，见之难忘，心里从此便被所爱的人填满。这暗恋的心思，在不知当讲不当讲之时，用诗歌的语言，尽情地抒发了出来，不仅表达了个人对爱情的理想追求，同时让读者获得审美感受，并让那些爱而不得的人产生情感共鸣。

　　爱情中，"问世间，情为何物，直教生死相许？"个中滋味唯有亲尝方知。偶然相遇，一见钟情，邂逅一场，两情相悦，是机缘巧合还是命中注定？如下面这首诗所描述的：

　　野有蔓草，零露漙兮。有美一人，清扬婉兮。邂逅相遇，适我愿兮。
　　野有蔓草，零露瀼瀼。有美一人，婉如清扬。邂逅相遇，与子偕臧。

　　　　　　　　　　　　　　　　　　——摘自《国风·郑风·野有蔓草》

　　但爱情总会带来痛苦，除了死别，即为生离。"黯然销魂者，唯别而已矣""多情自古伤离别"，不知归期的分别，是爱情诗歌永恒的主题。

　　　　彼采葛兮，一日不见，如三月兮！
　　　　彼采萧兮，一日不见，如三秋兮！
　　　　彼采艾兮，一日不见，如三岁兮！

　　　　　　　　　　　　　　　　　　　——摘自《国风·王风·采葛》

　　这首诗描绘了恋人之间一日不见，如隔三秋的甜蜜与痛苦。令人发狂的相思，又无药可救。平日里不觉得在一起的珍贵，不复相见时始觉陪伴的难得。

　　　　风雨凄凄，鸡鸣喈喈，既见君子。云胡不夷？
　　　　风雨潇潇，鸡鸣胶胶。既见君子，云胡不瘳？
　　　　风雨如晦，鸡鸣不已。既见君子，云胡不喜？

　　　　　　　　　　　　　　　　　　　——摘自《国风·郑风·风雨》

　　恋爱中，心心念念的人终于归来，恨不得飞奔相迎，好不容易相见重逢，心里怎么能不开心？饱受相思之苦的日子总算是熬到头了。诗人将这种快乐的感觉写的委婉缠绵，令人动容。

　　女曰鸡鸣，士曰昧旦。子兴视夜，明星有烂。将翱将翔，弋凫与雁。

　　弋言加之，与子宜之。宜言饮酒，与子偕老。琴瑟在御，莫不静好。

　　知子之来之，杂佩以赠之。知子之顺之，杂佩以问之。知子之好之，杂佩以报之。

　　　　　　　　　　　　　　　　——摘自《国风·郑风·女曰鸡鸣》

　　然而，甜蜜相伴，思念浓情，只是爱情中的部分章节。相爱容易，相守太难。纵然有"执子之手，与子偕老"，也有"女之耽兮，不可说也"，相依时许以深情，便是不负相爱一场，至于前路还能否携手同行，爱情的不确定性成为很多诗人创作的灵感来源。

　　徐志摩的爱情诗可谓民国时期浓墨重彩的一笔。他用诗歌表达了与林徽因的浓烈情感，令人唏嘘；他又用诗歌表达了与陆小曼婚姻的热烈深情，却又坎坷多舛。徐志摩那些优美的爱情诗篇，表达了对完美爱情的追求，以及他作为一个平凡人对爱而不得的惆怅与释然，令人动容和感慨。在他的诗歌中，一生与两位美丽女性的爱恨纠葛，表现得那么优美动人、哀而不伤、曲折微妙。

偶　然

徐志摩

我是天空里的一片云，

偶尔投影在你的波心——

你不必讶异，

更无须欢喜——

在转瞬间消灭了踪影。

你我相逢在黑夜的海上，

你有你的，我有我的，方向；

你记得也好，

最好你忘掉，

在这交会时互放的光亮！

　　这首诗是为爱而不得写下的释然："最好你忘掉，在这交会时互放的光亮！"高高在上的"云"的意象，以及低低在下的"大海"意象，留下了怅惘的"光亮"，但"云"有自己的方向，"大海"不会强留，只会为片刻投影而永远忆念。虽然最后一句，诗人说要彼此忘记，但这样的语言和意境让读者更加的唏嘘。这首爱情诗，因其慨叹人生无常、情不知所起而著名。云飘荡在天空，投影荡漾于汪洋，心有灵犀，却相距万里，实则像极了人生偶然相遇的爱情。相遇后又离开，匆匆离别，永不相见。虽然诗人写的是自己当时的情感瞬间，却反映了真正的人生，令人对一见钟情的爱情释然。人生正是如此，每个人都有自己的方向，相遇是偶然，命运却是必然。偶然的爱与缘只是昙花一现，匆匆来去。当再度回归到自己的人生轨迹时，依然可以留下美好的记忆。这是人生的无可奈何，但也是人生最好的选择。只有遇到过这样的心动和无奈，才能丰富我们平淡的人生。若每一个相遇都能相伴终生，这样的人生是否太不真实？

云　游

徐志摩

那天你翩翩的在空际云游，

自在，轻盈，你本不想停留，

在天的那方或地的那角，

你的愉快是无拦阻的逍遥。

你更不经意在卑微的地面，

有一流涧水，虽则你的明艳

在过路时点染了他的空灵，

使他惊醒，将你的倩影抱紧。

他抱紧的是绵密的忧愁，

因为美不能在风光中静止；

他要，你已飞渡万重的山头，

去更阔大的湖海投射影子！

他在为你消瘦，那一流涧水，

在无能的盼望，盼望你飞回！

　　除林徽因承认《偶然》是写给她的以外，《云游》或许也是徐志摩写给林徽因的。林徽因最终选择了梁思成，徐志摩写的这首诗，表达自己始终不能忘怀的情感，"在无能的盼望，盼望你飞回！"也许失去的才是最美好的。《偶然》与《云游》两首都可说是"失恋诗"，也可以作为治愈大学生失恋的文学艺术作品。《偶然》抒写的是失恋发生时，那份美好的情愫。压抑的失恋情感流畅地表达出来，无论读者和作者都能在审美享受中欣然接受失恋的沮丧、失望与惆怅，并记住了"在这交会时互放的光亮！"《云游》写出了失恋者不愿放弃内心世界的真实感受，虽无可挽回，但还是"盼望你飞回！"浓烈酣畅地抒发"他"对"你"的思恋与怨意[106]。

　　《你去》可算是徐志摩写给林徽因爱而不得的爱情绝笔了：

你 去

徐志摩

你去，我也走，我们在此分手；

你上哪一条大路，你放心走，

你看那街灯一直亮到天边，

你只消跟从这光明的直线！

你先走，我站在此地望着你，

放轻些脚步，别教灰土扬起，

我要认清你的远去的身影，

直到距离使我认你不分明，

再不然我就叫响你的名字，

不断的提醒你有我在这里，

为消解荒街与深晚的荒凉，

目送你归去……

不，我自有主张，

你不必为我忧虑；你走大路，

我进这条小巷，你看那棵树，

高抵着天，我走到那边转弯，

再过去是一片荒野的凌乱：

有深潭，有浅洼，半亮着止水，

在夜芒中像是纷披的眼泪；

有石块，有钩刺胫踝的蔓草，

在期待过路人疏神时绊倒！

但你不必焦心，我有的是胆，

凶险的途程不能使我心寒。

等你走远了，我就大步向前，

这荒野有的是夜露的清鲜；

也不愁愁云深裹，但须风动，

云海里便波涌星斗的流泆；

更何况永远照彻我的心底，

有那颗不夜的明珠，我爱你！

　　徐志摩说的"更何况永远照彻我的心底，有那颗不夜的明珠，我爱你！"感动了许许多多的人，这样清澈的感情也感动了无数满怀激情的大学生。当徐志摩初遇才华与美貌兼具的林徽因，惊鸿一瞥间惊叹于她那异乎寻常的美丽，立即被她征服，从此徐志摩开始用诗歌表达"爱与哀愁"。然而，面对激情四溢的诗人，林徽因并没有把他当作理想的生活伴侣，徐志摩的苦恋最终结束于优美的爱情诗歌，感伤之余，诗思如泉，为后人留下了许多思想深邃、风格高雅、情韵动人的诗篇。

谈到外国诗人，爱尔兰著名诗人威廉·巴特勒·叶芝（William Butler Yeats）的爱情诗歌，读起来同样的荡气回肠、令人感伤。

When you are old

When you are old and grey and full of sleep

And nodding by the fire, take down this book

And slowly read, and dream of the soft look

Your eyes had once, and of their shadows deep;

How many loved your moments of glad grace

And loved your beauty with love false or true

But one man loved the pilgrim soul in you

And loved the sorrows of your changing face;

And bending down beside the glowing bars

Murmur, a little sadly, how love fled

And paced upon the mountains overhead

And hid his face amid a crowd of stars.

当你老了

（爱尔兰）叶芝

袁可嘉　译

当你老了，头发白了，睡意昏沉

炉火旁打盹，请取下这部诗歌

慢慢读，回想你过去眼神的柔和

回想它们昔日浓重的阴影；

多少人爱你青春欢畅的时辰

爱慕你的美丽，假意或真心

只有一个人爱你那朝圣者的灵魂

爱你衰老了的脸上痛苦的皱纹；

垂下头来，在红光闪耀的炉子旁

凄然地轻轻诉说那爱情的消逝

在头顶的山上它缓缓踱着步子

在一群星星中间隐藏着脸庞。

　　29 岁的叶芝遇到了心上人茅德·冈（Maud Gonne），将这首《当你老了》献给自己的爱人。全诗感情充沛、语言简洁淡雅，却饱藏浓浓深情爱意。炽热的爱恋，没有用最华丽的辞藻，只用"当你老了，头发白了，睡意昏沉"的语言描绘出一幅动人的爱情画卷。

　　《当你老了》这首诗，没有首先描述恋人的美丽动人，而是用"old""gray""full of sleep"这样朴实的词语，表达了对恋人老去后的怜惜。接着又用"炉火旁打盹，请取下这部诗歌，慢慢读，回想你过去眼神的柔和，回想它们昔日浓重的阴影"，简单的动词重叠"nod""take down""read""dream"把读者带入了温馨、平实的生活画面。没有一丝拘束与矫揉造作，却写出了许多人向往的永恒爱情。

　　叶芝在诗的第二节连用了四个"loved"，层层深入地表达了自己浓烈的感情。语言形成相互鲜明的对比，例如"grace"与"beauty"，"soul"与"sorrow"。

　　"多少人爱你青春欢畅的时辰，爱慕你的美丽，假意或真心；只有一个人爱你那朝圣者的灵魂，爱你衰老了的脸上痛苦的皱纹。"叶芝对茅德·冈的爱，在这首诗中得到了最真挚的表达，即使最终没能得到心上人的认可，却让更多的人看到了他心中炙热燃烧的爱情，以及不竭的对美好生活的向往。

　　爱而不得的忧郁使叶芝将对茅德·冈的爱转化为优美的诗篇："沉溺于梦幻，露沁的百合与玫瑰让人生厌；啊，莫梦它们，亲爱的，划过夜空的流星璀璨，或那徘徊于降露时低垂蓝星的惚光。但愿我俩：我和你，化作双白鸟流连于浪尖！”

　　叶芝直到 52 岁才结婚，甚至生命垂危之际还想与茅德·冈见面，然而诗人的冲动和浪漫只适合诗神缪斯，茅德·冈还是拒绝了他，但她说：“世人会因为我没有嫁给他而感谢我的。”确实，“失恋”或“暗恋”的忧郁，使世界拥有了一个伟大的浪漫主义诗人，创造了无数经典的诗篇[107]。

　　《白鸟》和《柳园里》便是叶芝为茅德·冈写的优美的爱情诗篇——

白　鸟

（爱尔兰）叶芝

袁可嘉　译

但愿我俩是，亲爱的，飞翔海波上的一对白鸟，
流星的火焰叫我们厌倦，虽说它尚未隐消；
金星的蓝色火焰，低垂于天空的边上，
在我们心中，亲爱的，引起了永不消逝的哀伤。
厌倦来自梦幻者，沾上雾珠的百合和玫瑰，
噢，别梦想他们，亲爱的，那消逝的流星的光彩，
也不要梦想蓝星的残焰，低垂于下降的露里，
但愿我俩是一对白鸟，飞翔于海波上，我和你！
无数的岛屿和优美的海岸使我陶醉，
时间会忘却我们，痛苦也不会再来，
快快离开百合和玫瑰，那愁人的星光，
但愿我们是一对白鸟，亲爱的，飞翔于海波上。

柳园里

（爱尔兰）叶芝

袁可嘉　译

柳园里我和心爱者曾经相遇，

她雪白的小脚从柳园走过去。

她要我把爱情看淡些，像树上长绿叶；

但我年轻而愚蠢，却不肯同意。

我和心爱者站在河边草地上，

她把雪白的手往我前倾的肩头放。

她要我把我人生看淡些，像坟上长绿草；

但我年轻而愚蠢，如今泪如潮。

　　在欣赏这些诗歌的同时，陷入抑郁的大学生与诗人的心境产生共鸣，因为他们或许有着相似的际遇。诗歌中透露着爱情的凄楚和无奈，如诗人一般，感同身受。这不仅使大学生的抑郁情绪得到了释放，也让大学生跟着诗人一起成长——原来不止我在经历这样的痛苦与甜蜜。

　　爱情是诗歌永恒的主题，又有多少诗人在爱情的浇灌下写下动人的诗篇，读着这些经典，因情感问题陷入抑郁的大学生会逐渐走出抑郁的泥潭，依然坚信美好的爱情终会到来，继而开始新的追求！

3. 关于孤独与陪伴的沉思

　　孤独是什么？谁又愿意真正孤独？但正因为孤独，成就了许多千古流传的诗篇。诗人海子将"孤独"注入自己每一篇诗作，并赋予它深刻的哲学意境。

在昌平的孤独

海　子

孤独是一只鱼筐

是鱼筐中的泉水

放在泉水中

孤独是泉水中睡着的鹿王

梦见的猎鹿人

就是那用鱼筐提水的人

以及其他的孤独

是柏木之舟中的两个儿子

和所有的女儿，围着诗经桑麻沅湘木叶

在爱情中失败

他们是鱼筐中的火苗

沉到水底

拉到岸上还是一只鱼筐

孤独不可言说

从表面意义看，诗人首先选取了"鱼筐"和"泉水"这一对相互对立的意象，泉水从鱼筐的缝隙中流出，重新归于清澈的泉水，本该属于鱼筐的泥沙、小鱼和水草，什么也没有留下。这样的意境，传达出诗人内心孤独的哀伤，象征性地表达了诗人在昌平封闭和单一的生活；同时经济的拮据，内心世界深深的失落和忧伤，展现出一种隐约、恍惚又富有哲理状态的美。读着这样的诗句，大学生仿佛能找到孤独的真正含义：原来孤独的人不止我一个，孤独的感觉是如此清澈和悠远，仿佛人只有在孤独时，内心才能得到真正的安宁和沉静。因而，正值美好青春年华的大学生，是否可以好好地享受这份孤独，而非一味沉浸于孤独的悲哀中。

所谓痛而不言、孤独不可言说，是诗人真正洞察生命奥秘之后的肺腑之言[108]。在面对悲哀现实的海子心灵深处，回荡着个人价值的陡然失落，然而孤芳自赏、傲骨铮铮的他并没有被孤独击倒，却用悠远的诗歌语言诉说着个人精神与艺术追求的孤傲和自由，越是个性意识、激励自我实现的欲望，越会带来孤独零落、怀才不遇的痛苦。

如果说海子的孤独让大学生感同身受，那么戴望舒的这首《独自的时候》会让我们对孤独产生更深的感悟。

独自的时候

戴望舒

房里曾充满过清朗的笑声，
正如花园里充满过百合或素馨，
人在满积着梦的灰尘中抽烟，
沉想着凋残了的音乐。
在心头飘来飘去的是什么啊，
像白云一样的无定，像白云一样的沉郁？
而且要对它说话也是徒然的，
正如人徒然向白云说话一样。
幽暗的房里耀着的只有光泽的木器，
独语着的烟斗也黯然缄默，
人在尘雾的空间描摩着白润的裸体
和烧着人的火一样的眼睛。
为自己悲哀和为别人悲哀是同样的事，
虽然自己的梦是和别人的不同，
但是我知道今天我是流过眼泪，
而从外边，寂静是悄悄地进来。

　　戴望舒的这首《独自的时候》，如同李商隐的朦胧诗，意象朦胧而凄美，"百合""白云""烟斗"，以一种类似于记忆碎片的中国古典意象，透露出淡淡的忧郁，深深的孤独。"人在满积着梦的灰尘中抽烟，沉想着凋残了的音乐"，戴望舒表达着自己复杂且丰富的感情世界，没有扬旗呐喊，没有大肆宣泄，任由感情自由喷发，只是静静地书写孤独的独特意境，忧伤而不沉寂。

　　戴望舒的诗歌大都借用象征的意象，把过去的欢乐置于如梦如幻的境界。这些境界都是作者人生中的片段，虽梦幻，但也足够通过诗人"白日梦"的方式抚慰心灵。这既是对身心的温暖和慰藉，也是诗人和读者孤独情感的寄托。

再来看当代诗人顾城对孤独的具象描绘：

我是一座小城

顾　城

一

我的心

是一座城

一座最小的城

没有喧闹的市场

没有杂乱的居民

清清净净

清清净净

只有一片树林

只有一簇花丛

还偷偷掩藏着——

儿时的深情

二

我的梦

是一座城

一座最小的城

没有森严的殿堂

没有神圣的坟陵

安安静静

安安静静

只有一团薄雾

只有一阵微风

还悄悄依恋着——

童年的纯真

副　歌

我是一座小城

一座最小的城

只能住一个人

只能住一个人

我的梦中人

我的心上人

为什么不来临

为什么，为什么

不来临

　　大学生思想活跃，刚进入校园时，充满对大学生活的热切期待，兴趣特别广泛，尤其渴望浪漫的爱情和真诚的友谊，但有些时候在人际交往中会遭遇挫败，特别是性格内向的学生由于缺乏交际的主动性，久而久之孤独感愈加强烈，有可能导致抑郁症的形成。还有些内心敏感、脆弱、自卑的大学生在与他人沟通交流的过程中，难以被人理解，容易感到孤独。好的诗歌可以使他们正确地领悟孤独、认识孤独，寻求解决孤独的更好的方式方法，甚至享受这份孤独。

　　顾城这首《我是一座小城》，诗中寥寥数语，将脆弱的灵魂轻松展现，看似幼稚直白，宛如童话，实则耐人寻味，充满情感张力，将主观思想感情客观化、物象化，表现出诗人那种若隐若现的心灵孤独和情感忧伤。虽然孤独，但诗人用一颗纯真的心，默默地用希望和等待，在"一座最小的城"热切地等待心上人、梦中人的到来，达到了情景相生、物我浑然的完美境界，读者也因此对这种纯真理想产生强烈的热爱和共鸣，仿佛我们都是永远长不大的孩子，任由"赤子之心"——孩童的纯真去对待孤独，心中的孤独仿佛有人倾听，甚至我们的情感也会因这份单纯和希望而变得美好。

关于孤独，可以说是人类不得不遭遇的情感之一。当诗歌用朦胧的意象、优美的语言将孤独具体化的时候，心中那份抑郁也就随之喷薄而出，得到释然，受到鼓励。英国湖畔诗人威廉·华兹华斯（William Wordsworth）就把孤独拟化为水仙，孤芳自赏却又摇曳生姿。

咏水仙

（英）华兹华斯

顾子欣　译

我好似一朵孤独的流云，
高高地飘游在山谷之上，
突然我看见一大片鲜花，
是金色的水仙遍地开放，
它们开在湖畔，开在树下，
它们随风嬉舞，随风波荡。

它们密集如银河的星星，
像群星在闪烁一片晶莹；
它们沿着海湾向前伸展，
通向远方仿佛无穷无尽；
一眼看去就有千朵万朵，
万花摇首舞得多么高兴。

粼粼湖波也在近旁欢跳，
却不如这水仙舞得轻俏；
诗人遇见这快乐的旅伴，
又怎能不感到欣喜雀跃；
我久久凝视——却未领悟
这景象所给我的精神至宝。

> 后来我多少次郁郁独卧，
>
> 感到百无聊赖心灵空漠；
>
> 这景象便在脑海中闪现，
>
> 多少次安慰过我的寂寞；
>
> 我的心又随水仙跳起舞来，
>
> 我的心又重新充满了欢乐。

孤独时，是什么支撑我们活下去，甚至享受孤独？本诗最大的特点就是把"孤独"这一抽象形态的概念用具体和优美的意象、可感的情节（或特写镜头）表现了出来，激发作者和读者那些美好的回忆和绝美的念想，以此享受只有个人才能享受的思想的孤独。

《咏水仙》写于 1804 年，源于华兹华斯和妹妹多萝茜在湖边漫步时看到的水仙的美好回忆。华兹华斯在英国湖畔的生活是孤寂的，但这首诗歌抒发的却是诗人对美好意象的情思、意念和幻想。人成长的历程不可能完美，但经历了人生的伤痛之后，孤独反而更加难能可贵，并绽放出激情和绚烂的色彩。诗人对孤独的阐述，以"金色的水仙"为象征，"水仙"即大自然"美的象征"，是"灵性的象征"，在与水仙的相遇中，诗人空漠的心灵获得长久的快乐和希望。仿佛在"我"孤独地飘游之时，"突然我看见一大片鲜花，是金色的水仙遍地开放，它们开在湖畔，开在树下"，它们"千朵万朵"如此美丽，"我久久凝视"，这种美丽让人震撼，让人流连忘返，让人感受到大自然的和谐与美丽的陪伴，治疗诗人"多少次郁郁独卧，感到百无聊赖心灵空漠"。

华兹华斯八岁丧母，十三岁丧父，二十岁青春激昂奔赴法国，亲历九月风暴及革命幻灭，诗人的爱情也因战争爆发而不复存在。在历经重重人生苦难后，诗人与妹妹重返儿时居住的湖区，终于在那里与大自然"金色的水仙"相遇，心灵与之融合，精神得以摆脱冰冷现实的困扰，获得一种宁静至美的回归。

水仙给诗人提供了美的感受，这种感受由视觉触及心灵，唤起诗人的丰富想象："它们密集如银河的星星，像群星在闪烁一片晶莹；它们沿着海湾向前伸展，通向远方仿佛无穷无尽。"在诗人丰富的想象力中，一切事物都有了生命，无论是"水仙"还是"粼粼湖波"，它们或是"嬉舞"，或是"欢跳"，像诗人眼里亲密的"你"；诗人因为与它们一起"欣喜雀跃"，它们成为了"我"，诗人与自然的关系合而为一，获得了"刹那"的超越和快乐。并用优美的文笔，将这种珍贵的体验永远保存，成为最美好的回忆，"多少次安慰过我的寂寞"，使得"我的心又随水仙跳起舞来，我的心又重新充满了欢乐"。

审美体验包括记忆的储存，那些美好的回忆是现实的复现和积淀，也是精神的一次回归和升华。即便与水仙的相遇短暂，人生还是回归到百无聊赖的心灵孤寂，但诗歌的魅力就在于可以将这份美好的回忆变为永恒，抚慰现实的无奈，"这景象便在脑海中闪现，多少次安慰过我的寂寞"。这是对人生伤痛的安慰，也是对有限生命的无限超越，让人在一次次回忆中找寻无限，在存在中寻求超越，在现实中体味思想的纯粹与快乐 [109]。正如诗人顾城用优美的语言将这种美好的审美体验永久流传："草在结它的种子，风在摇它的叶子，我们俩站着，不说话。"

4. 关于自我的领悟

大学生正处于寻找自我、进行自我确定的阶段。诗歌可以帮助大学生表达自我，培养完善的人格。下雨使我们心情落寞的时候，泰戈尔的诗句："眼睛为她下着雨，心却为她打着伞，这就是爱情"可以抚慰心灵；当遇到不公平的事，感到愤怒时，泰戈尔说："世界以痛吻我，要我报之以歌"；迷茫失措时，泰戈尔的诗句："不要着急，最好的总会在最不经意的时候出现"让我们保持信心和冷静；感到不满足时，泰戈尔说："只要我有了她，即使在这个世界上我只有一块立锥之地，我也会心满意足"；我们感到愤世嫉俗时，泰戈尔说："我们看错了世界，却说世界欺骗了我们"，让我们重新思考生命。

关于自我，大学生处于探索的阶段。泰戈尔的诗帮助我们心平气和地看待世界和自我，"生如夏花之绚烂，死若秋叶之静美""你微微地笑着，不同我说什么话。而我觉得，为了这个，我已等待得久了""天空没有翅膀的痕迹，但我已飞过。人生的意义不在于留下什么，只要你经历过，就是最大的美好，这不是无能，而是一种超然"。

　　诗歌，就像一双温柔有力的手，穿越时空和迷茫，为大学生拨开抑郁的雾霾，重现满天的星斗和璀璨的阳光。读诗，不仅能治愈心灵，使人走出消极和被动。更重要的是，诗背后宏阔的人生命题，关于生活、生存、爱情，关于自我认知，关于人类伟大又平凡的生命，好的诗歌基调永远是坦荡、豁达、超然的，隐含着哲学、宗教、生命的丰富超然的伟大智慧。如下面这首《触摸自己》：

触摸自己

（印度）泰戈尔

郑振铎　译

你靠什么谋生
我不感兴趣。
我只想知道，你渴望什么，
你是否有勇气追逐心中的渴望。
你面临怎样的挑战、困难，
我不感兴趣。
我只想知道，
你是怨声载道，
还是视它为一次学习和成长的机会。

你的年龄，我不感兴趣。
我只想知道，你是否愿意冒险，
哪怕看起来像傻瓜的危险，
为了爱，为了梦想，
为了生命的奇遇。

什么星球跟你的月亮平行，

我不感兴趣。

我只想知道，

你是否看到你忧伤的核心；

生命的背叛，

是敞开了你的心，

还是令你变得枯萎、害怕更多的伤痛。

你跟我说的是否真诚，

我不感兴趣。

我只想知道，

你是否能对自己真诚，

哪怕这样会让别人失望。

你跟谁在一起，

我不感兴趣。

我只想知道，

你是否能跟自己在一起。

你是否真的喜欢做自己的伴侣，

在任意空虚的时刻里。

你有怎样的过去，

我不感兴趣。

我只想知道，

你是怎样活在每一个当下。

你有什么成就、地位、家庭背景，我不感兴趣。

我只想知道，

当所有的一切都消逝时，

是什么在你的内心，支撑着你。

愿我看到真实的你。

愿你触摸到自己。

　　泰戈尔的诗歌微妙幽婉，有时沉寂，有时热烈，但只要有人类，他的诗，仍将永远是由人的内心唱出，从人的心底里流出来的，是对人生意义的温柔诉说、深层领悟和真诚感受。这首《触摸自己》，完全的接受本来的自我，不在乎"生命的背叛"，不担心"你跟我说的是否真诚"，不拒绝"你跟谁在一起"，不担忧"你有怎样的过去"，只在乎认可自我的生命和真实的自己，用优美浅显的语言说出自我认同的意义，使抑郁情绪随之消散，随之展开脱离束缚的崭新且鲜活的生命故事。所以，有那么多人热爱着泰戈尔的诗歌，就在于他的诗歌往往在苦痛中依然优雅明朗、婉转坚韧，具有感人的力量。

5. 关于生命的启示

　　大学生也开始了对生命价值与意义的思考和探索。如果缺乏对生命的正确认识，就会使一些学生陷入迷茫、困惑，甚至还会因学习、生活或爱情的挫败而轻视生命本身。汪国真的这首《热爱生命》为我们带来了生命的激情与对生命的崭新认识。

热爱生命

汪国真

我不去想是否能够成功

既然选择了远方

便只顾风雨兼程

我不去想能否赢得爱情

既然钟情于玫瑰

就勇敢地吐露真诚

我不去想身后会不会袭来寒风冷雨

> 既然目标是地平线
>
> 留给世界的只能是背影
>
> 我不去想未来是平坦还是泥泞
>
> 只要热爱生命
>
> 一切，都在意料之中

　　这首诗虽然浅显直白，但充满着热情与希望，给遭受困难与挫折的人们带来力量。全诗一以贯之的是坚定的信念，人生的道路上所有的努力，虽然我们不知"是否能够成功""能否赢得爱情""身后会不会袭来寒风冷雨"，但诗人坚信生命始终美好，那种状态不谄媚于世俗，却让人憧憬。成功、爱情、幸福，是所有人的追求，但生命中仍然有丑恶、狭隘、沮丧和让人沉沦的东西，唯有通过奋斗，坚定的相信并执着地热爱生命，生命的最强音才能在奋斗的历程中不断回响。

　　"只要热爱生命，一切，都在意料之中"，这份执着，源于生命，即使奋斗过后留给世界的只能是背影，那也是地平线上最美丽的风景。汪国真诗歌的积极性，缓解了大学生经常会遇到的烦恼、挫折、迷茫与困难。就像一杯茶，虽然平淡，却散发出沁人心脾的清香，让身处纷繁世界中的大学生找到自己生命的价值和意义。"我不去想未来是平坦还是泥泞，只要热爱生命，一切，都在意料之中"，这富含哲理又超脱的解答，给当代大学生提供了慰藉心灵、解决人生难题的办法。诗歌中积极乐观的精神，为生活展现了美好的人性，令人心驰神往。虽然诗歌中也有苦涩和痛苦，但那份来自生命的赤诚，让我们相信每个人都无法欺瞒自己，只有当我们走向热烈的生命，青春才不再是一个谜。当我们通过自己的努力跨越了一座座高山，也成就了一个更好的自己。这就是汪国真的诗篇，温柔却又充满力量，带领一代又一代的青年走出迷茫，迎接生命中灿烂的曙光。

　　在诗歌疗法中，大学生不妨向汪国真学习，用最质朴的文字描述自己的心境，表达自己的情感，尽情地宣泄，表达对理想、人生、爱情的追求。可以自拟题目、自定体裁、自由写作，如"当我寂寞时……""假如你了解我……"

"如果我们曾经相识……""当……时我最快乐""我相信……""快乐是……"
"……给予我最大的力量"，这些句式简单实用，有利于大学生敞开心扉，宣
泄内心苦闷，表达情感，找到精神寄托。

大学校园的风光、生活学习的点滴、人情交往的感悟都可以成为大学生
写诗的素材。由于大学生情感充沛，正是写诗的最好年华，通过诗歌创作阅读，
可以提升大学生的感性思维，抑郁心情得到纾解的同时发现文学艺术中不一样
的美好。比如下面这首由大学生自己创作的小诗，小雨、虫鸣、黑夜，尽是空
寂又何妨——

> 阴雨绵绵兮
>
> 忧思萦耳畔
>
> 闭上双眼
>
> 一个人的路上
>
> 也不尽是空寂
>
> 虫鸣兮袅袅
>
> 雨点落身间
>
> 微微清凉意
>
> 那黑夜
>
> 划开那云层
>
> 触及那辰星

校园的夜路尽管空寂，在袅袅虫鸣和清凉雨点的陪伴下，又不怎的空寂。
尽管黑夜下苦闷忧愁，但黑夜后面明亮的辰星又似乎驱散了抑郁。

下面这首小诗也是大学生自己创作的，描写了一个告白失败的男生心境，
虽然被拒绝了，但用文字表述出爱慕之心后，一切不安也就释然了。

告　白

就像一把钥匙

打开了尘封已久的铁门

虽然钥匙丢了

但铁门已经打开了

一丝阳光透过缝隙

洒在了小男孩的苍白的脸上

他慢慢推开锈迹斑斑的门

呼吸了第一口新鲜的空气

清风正好

阳光和煦

他的脸颊

也逐渐红润

无神的瞳孔

又焕发出炯炯的光彩

那个房间

没了灰烬

虽不够华丽

但也足够整洁

那扇铁门

没了红锈

还不至锃亮

却有一种别样的古铜色

小男孩打开了

一扇窗

斜倚在窗棂

端详窗外的世界

男生将告白比作一把钥匙，他终于鼓起勇气告白了，却"钥匙丢了"，他的告白失败了，不过他并没有陷入失败的抑郁中，因为选择直面自己——不管结果如何，至少他告白了。苍白的脸颊红润起来，无神的瞳孔焕发出光彩，整洁的房间，古铜色的铁门，从告白前的抑郁忧愁到告白后的洒脱开朗，男孩在写诗的过程中完成了蜕变。尽管刚经历了失败，他的生活依然不乏希望——"他正端详窗外的世界"。他想起这样一首告白失败的诗歌，虽有深深的忧郁，但生活中的一切不如意终将被释怀：

最好不相见

便可不相恋

最好不相知

便可不相思

最好不相伴

便可不相欠

最好不相惜

便可不相忆

最好不相爱

便可不相弃

6. 关于离别的伤痛

离别是人生不可回避的伤痛，亲人的离去、爱人的辞别、朋友的远行以及种种猝不及防的别离，都是大学生必须要面对的伤痛和困境。如何正确认识和应对离别的忧伤和无能为力，许多诗歌都为我们指明了出路，让忧郁得到宣泄，不是一味地沉溺于自责和悲伤，并从每一次离别中找到新的生命的价值和生活的意义。如下面这首《送别》。

送　别

李叔同

长亭外，古道边，芳草碧连天。
晚风拂柳笛声残，夕阳山外山。

天之涯，地之角，知交半零落。
一壶浊酒尽余欢，今宵别梦寒。

长亭外，古道边，芳草碧连天。
晚风拂柳笛声残，夕阳山外山。

问君此去几时来，来时莫徘徊。
草碧色，水绿波，南浦伤如何？

人生难得是欢聚，惟有别离多。
情千缕，酒一杯，声声离笛催。

问君此去几时来，来时莫徘徊。

　　李叔同（出家后号弘一法师）在经历了人生许多离别之后，写下了这首动人的诗篇，曾让很多人在送别时泪流满面。第一段写景，哀而不伤，充满真情实感。虽然"长亭""古道""芳草""晚风""夕阳"等意象在中国传统文化中都象征着离别，但读之却只有依依惜别的怅惘之情，而无强留之意。"长亭""古道"是古人送别之处，"芳草"在古诗词中暗喻离情，"晚风拂柳"写惜别，"柳"与"留"谐音，古人常用"折柳"表达远离愁别之情，"山外山"指路途遥远，从此离别后你我天各一方，在"夕阳"之下，还有友情的温暖、斜阳的余晖、晚风的轻抚，表现出离别虽不可避免，但生命和情感依然美好。但在离别场景下，"笛声""浊酒"不禁令人向往"劝君更尽一杯酒，西出阳关无故人"的真诚，同时又有"羌笛声声怨杨柳"的哀婉幽怨，深切地表达出了离别的愁绪。

第二段是抒情的高潮，表现离别的感慨，"天之涯，地之角，知交半零落"，人生短暂，知己难得。仅有的几个知己还散别大半，此时一别，何时再见？心里很清楚这一次的离别就是一生的再不相见，且用"一杯浊酒尽余欢"表达人生无奈的凄美之情，"今宵别梦寒"表达的则是离别后永远的孤独与寒凉，读之令人泪目。

第三段虽然与第一段重复，但通过意象上的强化和音韵上的反复，形成一种悠远回环之美，将离别之情抒发得淋漓尽致。后续的"问君此去几时来，来时莫徘徊"一句既有对友人的殷殷嘱托，又充满希望的人情冷暖，明知不可能，却仍然满怀希望与期待。

其实我们每一次永诀又何尝不是如此呢？再也见不到了，依然会为过去、现在、未来而释怀。整曲《送别》清新淡雅，情意真挚，既有古典诗词的神韵，又有现代语言的通俗，充满了离别时的无奈和感慨，倍感凄凉却也十分温暖，"问君此去几时来，来时莫徘徊"一唱三叹，将离别之意书写得开阔和深远。

而中国古典诗歌中写离别的又是一番痛彻心扉，尤以柳永这首《雨霖铃》为最。

雨霖铃

柳　永

寒蝉凄切，对长亭晚，骤雨初歇。都门帐饮无绪，留恋处，兰舟催发。执手相看泪眼，竟无语凝噎。念去去，千里烟波，暮霭沉沉楚天阔。

多情自古伤离别，更那堪，冷落清秋节！今宵酒醒何处？杨柳岸，晓风残月。此去经年，应是良辰好景虚设。便纵有千种风情，更与何人说？

《雨霖铃》是我国北宋大词人柳永的惜别名篇，也是其代表作之一。词人仕途失意穷困潦倒，不得不离开汴京（今河南开封），临行前写了这首词。他将自己的悲苦际遇，通过细腻的情感，与秋雨寒蝉、离情别绪缠绕，构筑了一篇情景交融的艺术佳作，给我们以情感慰藉和审美享受，以物起情、随物婉转的表现手法感人肺腑。

上阕写离情。描绘了恋人饯别，难舍难分，欲哭无泪，欲语凝噎的离情。"寒蝉凄切，对长亭晚，骤雨初歇"，由动物、景物、地点想起与恋人的离情。秋蝉凄鸣，送别长亭，秋深雨骤，真是一派萧瑟，惹人愁思万千的环境。"都门帐饮无绪，方留恋处，兰舟催发"，是写愁绪，加重离情。在京城郊外设幕帐宴饮，与恋人告别，肯定没有心绪，不愿意离别却不得不离别。依依留恋之时，远行的船已经频催出发，无情现实更加重离情之痛。"执手相看泪眼，竟无语凝噎"，借动作抒写眷恋，强化离情。情人双手紧紧相握，泪眼迷离相对，竟然无话可说，全都凝结哽噎于喉间。悲痛、眷恋、失魄、无可奈何，在此时却是想说却又悲伤地说不出。"念去去，千里烟波，暮霭沉沉楚天阔"，是写牵挂，延续离情。离去了，越去越远，迢迢千里的浩渺烟波，晚间雾霭沉沉的楚地天空无边无际，你还好吗？我们还能再相见吗？怎不让人牵肠挂肚。

下阕写别意。把伤悲离别，漂泊江湖，寂寞思念一一详述，让人如临其境，倍感凄婉。"多情自古伤离别，更那堪，冷落清秋节"，多情的人最害怕离别，更何况是在秋雨寒蝉的场合伤离惜别，情更伤，意更切。"今宵酒醒何处？杨柳岸晓风残月"，是默默地展望漂泊江湖的心境。定会从今夜酒醒时分就开始感受了，醒来时，湖边杨柳依依，天上残月斜挂，酒意犹存，佳人远离，这样的凄迷忧伤的感情，何时能结？"此去经年，应是良辰好景虚设。便纵有千种风情，更与何人说？"这四句把别意推向更深层次。至此一别，所有的良辰美景都如同虚设，再也感受不到往昔的欢乐。日复一日，年复一年，不能与恋人相聚，再好的时辰，再美的风景，也没有兴趣。即便有万千的柔情蜜意，也无人可诉、无人倾听。人无所聚，情无所依，别意何等强烈。

全词将离情刻画的淋漓尽致，极为动情，令人黯然销魂、蚀骨相思。一切曾经遭遇离别之苦的恋人都会对《雨霖铃》产生强烈的情感共鸣，这也是历代词评家们对它高度评价的缘由，也是历朝历代的人们喜欢它的理由。

人的一生很短暂，也很无常。在生命过程中，会遭遇到许多的生死离别或者生离死别。但是，离开并不见得是一件悲伤的事情。因为每个人都会离开，却不会带走我们对过往美好的思念。下面这首《想念你》将离别赋予一种更宽广的胸怀，接受身边每一个人的离开，释然一份永不忘却的感情，记住一段曾经陪伴自己的生命旅程。

想念你

我开始想念你　　一生怎能遥遥无期

我想念你　　　所以留下来看风生水起

我想念你　　　所以懂得什么叫珍惜

等日出盛开　　一种新的精彩

藏在我心里　　岁月中的尘埃落定

容颜已经改变　　心情依然如此灿烂

大学生欣赏诗歌（接受性模式）和创作诗歌（表达性模式）的过程，是心灵与环境交流的过程，也是与自己对话的过程。强调人的尊严、价值、创造力和自我实现，是诗的本质，它发挥人的本性和潜能，从而实现真正的自我以及对世界的探索。大学生欣赏和创作诗歌的同时，也描绘了自我内心的模样，此时此刻，他们与诗歌交融，潜能得到发挥，本性得到释放。他们抑郁的心境随诗歌而释放，带来的是自我成长，走出抑郁，享受孤独，找回自己，发现生活的美好，赋予苦难崭新的生命意义，继续在求知求美的道路上坚定前行。

·第二章 电影文学疗法·

　　作为社会人，我们必然会遇到各种各样的社会环境和生活变化，生老病死，无力改变又不甘心放弃。有时会将社会所造成的压力和不公平，解读为个人的问题，从而使人抑郁，内化为自责和逃避。这种抑郁情绪若得不到有效纾解和干预，就容易发展为抑郁症。负性生活事件、缺乏社会支持、身体的疾病、不可抗力带来的客观环境变化等，都能产生抑郁情绪。由生理、心理或社会原因引起的抑郁，都会发展为具有弥散性和渲染性的抑郁心境。唐朝诗人杜甫写的"感时花溅泪，恨别鸟惊心"写的就是抑郁心境对客观事物的渲染。

　　人在焦虑、愤怒、抑郁等状态下，可伴身体的生理和病理反应。科学家坎农于 1932 年的研究发现，胃是最能表现情绪变化的器官之一，不同情绪状态会对胃肠功能产生不同的影响，因此他认为可以由此区分有利或不利于胃肠道分泌和收缩的各种情绪。同时，情绪变化对心血管、肌肉、呼吸、泌尿、新陈代谢和内分泌等功能也都存在着类似的关系。

　　美国神经内分泌学家马伦的研究证明了情绪与内分泌激素水平之间存在密切的联系。心理因素可以改变体内激素的平衡，影响整个代谢过程。特别是 20 世纪 70 年代以来，中枢神经激素和神经递质的研究证实了内啡肽与镇痛有关，引起了社会各界对心身医学的兴趣。紧张状态下，焦虑、恐惧的情绪，虽会因心理的防御作用受到阻抑，但强烈情绪长期被压抑的结果，则是随之而来的新陈代谢紊乱以及血糖、血脂含量的增高等疾病状态。

　　同时，处于抑郁情绪的人或是抑郁症患者，受抑郁心境的影响，会觉得周围的一切都没有希望，从而发生认知偏离和情感障碍，影响身心健康，甚至造成严重的不良后果。因此需要及时的自我调节和治疗。调节抑郁情绪的文学艺术手段，除了诗歌疗法，电影文学也是深受大学生喜爱的一种宣泄负面情绪、重新调整认知和合理表达情感的治疗方式之一。

电影具有独特的语言、情节、思想、音效等艺术魅力，通过气氛烘托推动故事的发展，重塑鲜活的生命故事。这些故事使观众在感动、放松、平等的状态下，通过进一步刺激听觉、视觉等感官，产生感同身受的反应，激发出观众热情、愉悦、悲伤等各种不同的情感[110]。当然，电影疗法最重要的作用，是通过影片的语言、内容、情节和思想，使其成为情绪引发和治愈的重要手段之一[111]，改变认知、升华情感，是不可多得且行之有效的疗愈方法。

人们常说，人在生病状态时需要两种药物，一是医学上的药物，一是精神意志上的药物，如信仰、艺术等。通过电影艺术作品，疾病被赋予更深刻的社会和人生价值，表现出更丰富的人生内涵，使生命的磨难显得与众不同，触及精神世界的深处。当处于抑郁情绪或是负性心境的时候，大学生如果能综合利用电影艺术，结合其他手段，强化听觉与视觉等多种感官作用，或可将抑郁情绪转化为积极的情感动力，正确看待人生和社会。所以有人说，电影的出现，是让人在文学艺术中再活一次的有力证明。

第一节　电影文学疗法简介

电影已成为 21 世纪的大学生群体生活中不可或缺的组成部分。然而，人们对电影的认识并不相同。有些人把电影奉为神圣的艺术，称之曰"圣坛"；更多的人把它作为娱乐消遣；更有精明从业者把它当作一种商品，演绎出一条龙式的工业化创作流程。但无论如何，电影艺术确实具有疗愈心灵的作用。

电影是根据视觉暂留原理，运用照相（以及录音）手段，把外界事物的影像（以及声音）摄录在胶片上，通过放映（以及还音）在银幕上造成活动影像（以及声音），以表现特定内容的技术。这是从纯技术视角的解释，一般观众所关心的则是电影作品。

电影通过精彩的台词、精心设计的画面、动听的音乐、动人的情节、精彩的人物表演等多种形式的结合，生动地讲述着如真似幻的故事，反映现实，表达强烈的情感与情绪。故事带给人的最重要的东西，不是简单的反映现实世界，而是观众在故事中看到自己内心的矛盾，并通过丰富的想象力，最终找到解决问题的办法。人们在看电影时，能够暂时从身边僵硬的现实中解脱出来，解放思维，对故事情节加以联想，从而给自己带来快乐和解脱。

使用故事进行治疗，就是对现实生活的解脱和重塑。虽然时间短暂，但也极有可能成为改变僵硬现实的契机。主要在于当事人能不能对自己和他人开放自己的心扉，通过电影文学重塑生命故事，接纳自己强烈的悲伤和愤怒，使自己的生命故事能够有更完整、更丰厚，重新建构自我认同，主动寻求帮助，积极自救。

其实，电影发明后的最初一段时间里，只是作为一种记录现实的手段，是"一种重现生活的机器"。如发明电影的卢米埃尔兄弟拍摄的《工厂大门》《出港的船》《火车进站》等纪录性的短片，都是对生活场景的纪录，没有艺术加工。因此电影最初引起的是观众对银幕上看见活生生人物的好奇，当好奇心满足之后，便开始感到厌倦，认为也不过如此，于是观众渐渐减少，电影似乎也丧失了生命力。

真正将电影与艺术联系起来的是法国的乔治·梅里爱（Georges Méliès）。他打破了卢米埃尔兄弟的纪实性原则，创作的电影以故事性为主要原则，将戏剧因素引入电影，用电影来讲述生命故事。其作品有《灰姑娘》《贵妇失踪》《恐怖的一夜》《圣女贞德》等。他首创了用人工布景来摄制电影，通过人物塑造、对话独白和情节冲突讲述完整的故事，赋予电影更高的价值，为电影成为一门艺术做出了贡献，也让年轻的电影艺术，走上了高速发展的道路。

电影疗法则是 21 世纪初才兴起的一种艺术疗法，这种疗法将电影作为一种工具或方法，进行心理治疗或生活辅导。电影疗法主要借助电影中的影像，引导患者观看不同种类的电影，将隐藏于内心的情绪宣泄外化，利用令人大笑的喜剧或令人痛哭的悲剧，使观影者的内心冲突与电影模拟的虚拟世界互动，将隐藏于潜意识中的情感困惑、心理障碍、性格矛盾等问题舒缓并释放，以达到治疗的效果。电影之所以能成为一种良好的艺术治疗媒介，与其自身的特点有关，也与不同类型电影的疗愈作用各异有关。

第二节　不同类型电影的疗愈作用

一、摆脱迷茫和困惑，唤醒潜在的自我

1. It wasn't what I saw that stopped me, Max, it was what I didn't see. Do you understand that? What I didn't see.

我停下来，不是因为所见，是因为所不见。你明不明白？是因为看不见的东西。

2. In all that sprawling city, there was everything except an end. There was no end.

连绵不绝的城市，什么都有，除了尽头，没有尽头。

3. What I did not see was where the whole thing came to an end, the end of the world.

我看不见城市的尽头，我需要看见世界尽头。

4. Take a piano, hmm? The keys begin, the keys end. You know there are 88 of them. Nobody can tell you different. They are not infinite.

拿钢琴来说，键盘有始也有终。有 88 个键，错不了，并不是无限的。

5. One woman, one house, one piece of land to call your own, one landscape to look at, one way to die. All that world just weighing down on you. You don't even know where it comes to an end.

爱一个女人，住一间屋子，买一块地，望一个景，走一条死路。太多选择，我无所适从，漫无止境，茫茫无际。

6. Land? Land is a ship too big for me. It's a woman too beautiful; it's a voyage too long, a perfume too strong. It's a music I don't know how to make.

陆地？陆地对我来说是一艘太大的船，一个太漂亮的女人，一段太长的旅行，一瓶太刺鼻的香水，一种我不会创作的音乐。

7. I can never get off this ship. I'm blessed I can step off my life.

我没法舍弃这艘船，我宁可舍弃自己的生命。

——摘自电影《海上钢琴师》

　　研究电影疗法作用机制的学者，普遍认为电影能将隐藏的情绪表象化，是基于电影的投射作用。根据《韦伯词典》阐释了电影投射的三种含义[112]："电影是把影像投射到银幕上的展示行为；任何一个人当他观看电影时，对他看到的东西投射不同的意义；怎样投射或投射什么取决于我们的世界观、历史观和我们的人格。"不同人格的个体所看到事物的投射意义各有差异。就如同《海上钢琴师》这部电影，有人不喜欢它的脱离现实，有人则偏好它的浪漫坚定。但电影中纯粹想象力的物象可以让人在想象中求和谐、求统一，充分显示出人类对客观世界的创造力和操控力，从而使人获得自我认同和改变命运的力量，摆脱抑郁等负性情绪对精神的困扰。

　　通过艺术直觉，电影将我们内心未被表达和觉察的情绪直接抒发，而不是化为自责的语言，忧郁的情绪会云消雾散，重获对生活的控制感。电影中的情节、人物、故事和语言，不仅表达导演及演员的情感与思想，往往还能够触发观众的共鸣，观众观影时产生的情绪反应与评判意见，都是观众潜在情绪的投射。那些被时间和观众证明为优秀、经典的电影，是因为他们能够将观众自身潜在的、平日难以觉察的情绪加以外化并合理地表达出来。

　　作为思想逐渐独立的大学生，正处于理想和现实的冲突阶段，难免感到迷茫、困惑和无助，甚至迷失自己。在迷茫无措、焦虑不安、情绪低落时，如果你向他推荐《海上钢琴师》这部电影，也许会帮他重新认识和找到自我。

　　故事发生在20世纪初，维吉尼亚号游轮上，一个出生在海上的弃婴被黑人锅炉工丹尼收养，获得了一个名字——1900——纪念他被发现于20世纪的第一天。从此，1900 跟着丹尼在海上飘荡，逐渐长成一个英俊的少年。但不幸的是，丹尼在一次意外中身亡，1900 也消失在人们眼前。待他再次出现的时候，已经成为轮船上的一位优秀的钢琴演奏者，得到乘客的广泛欣赏。因为 1900 极具钢琴天赋，有人想要将他的钢琴演奏录下来、有人劝他发行唱片，但他决不允许自己的音乐被记录、被带走、被赋予金钱的意义。而且他也决不离开游轮，他的音乐不为功名利禄，只存在于那艘船上，就这样 1900 成了一位特别的钢琴奇才。

关于 1900 为什么没有下船一直是观众争论的焦点，每个人的内心都有不同的答案，但无可否认的原因一定是：坚持自我。在这部电影中，主人公 1900 之所以做出与陆地上的人不同的价值评判，原因之一正是 1900 认识到自己与他人拥有不同的需要——"爱一个女人，住一间屋子，买一块地，望一个景，走一条死路。太多选择，我无所适从，漫无止境，茫茫无际。"陆地上的人无穷无尽地追求物欲，如金钱、名誉、地位、美色等，完全是物化的世界，使他们失去了自我，忘记了自己真正的需要，无暇思考自我的追求，忘记了自我身份的确认，从而更加迷茫和颓废。但是 1900 明确地知道自己需要的是什么。"陆地？陆地对我来说是一艘太大的船，一个太漂亮的女人，一段太长的旅行，一瓶太刺鼻的香水，一种我不会创作的音乐。"对 1900 而言，他需要的只有大海、维吉尼亚号和钢琴，离开其中一个，他将无法生存，其他的一切都没有意义。对音乐的热爱、对大海的热爱，是他做出选择的唯一原因。他知道上岸后的诱惑与欲望太多，会让他热爱的音乐不再纯粹，所以他选择一直留在船上。影片中最美的场景莫过于游轮在遭受巨浪冲击颠簸不止的时候，为了缓解乘客的晕船症，1900 坐在钢琴前，忘情地演奏着他最爱的曲子。

曾有一位流行女歌手，被公司安排参加各种与音乐无关的活动，忙忙碌碌奔波于不同城市之间。一天，她突然告诫自己"你变了，你一点都不够自我"，然后她开始反复看《海上钢琴师》这部电影，她在 1900 身上找到了相似的东西，那就是孤独。她意识到：人生注定孤独才是生活的真相。之后她开始拒绝不必要的商业活动，坚持自己纯粹的音乐追求和热爱。

1900 的孤独是不随波逐流的态度，明白自己想要什么。当大学生的理想与现实发生冲突而不知如何抉择时，看看《海上钢琴师》，也许会与 1900 产生共鸣，坚定自我尊严和价值。

　　当然，不同的观影评价反映了潜在不同的人生观与价值观倾向。对这部电影表示反感，不喜欢 1900 做法的观众来说，现实中他们可能会有完全相反的选择。就如同影片中的马克斯一样，无数次鼓励 1900 去追求可以满足世俗的所有欲望。有人说 1900 是影片中马克斯幻想的理想人格，马克斯用自己的口吻将故事讲述出来，塑造了一个想象中的理想人物。马克斯为了追寻梦想来到美国，发现在这个功利化的社会，他的音乐毫无用武之地。为了生存，他卖了自己心爱的康恩牌小号，放弃了热爱的音乐。于是他幻想出了一个没有因为功利而改变，仍然坚持对音乐的热爱与初心的另一个自我，来作为自己向现实妥协的补偿。

　　电影治疗降低了现实世界附加给我们的情感负担，以一种透明的方式将我们无意识的情感解放出来。艺术的世界就是一个为自我意识所侵染的世界，着力于自然的"人化"，观影者将观影时的感受，电影中的故事联系到个人的内心世界，吸收阳光自信、独立自尊的积极情绪，减少沮丧迷茫、苛求自责的痛苦情感。在感悟与体验中走出抑郁阴霾，建立健康人格。直面来自社会的竞争压力，不负期待，在人生轨道上，朝着正确的方向前进。当我们与生活妥协，变成了自己不喜欢的样子，感到自我厌恶的时候，抽个空闲时间看看这部电影，1900 就是我们每个人心中理想化的另一个人格，体味电影中投射出的积极品质，探索改变自身的方式，承认被压抑的自我"阴影"，走出对自我的否定评价。

二、坚持合适的自我评价，保持心境平和稳定

1. Chris Gardner: you have a dream, you got to protect it.

克里斯·加德纳：如果你有梦想，就要守护它。

2. Chris Gardner: you want something, go get it!

克里斯·加德纳：有了目标就要全力以赴。

3. Martin Frohm: What would you say if man walked in here with no shirt, and I

hired him? What would you say?

Chris Gardner: he must have had on some really nice pants.

马丁：如果我雇佣了一个没有穿着衬衫走进来的人，你会怎么说？

克里斯·加德纳：他一定穿了一条很棒的裤子。

4. There is an i in "happiness", there is no y in "happiness", It's an i.

幸福里面没有为什么，只有我。

5. Don't ever let somebody tell you you can't do something, not even me.

别让别人告诉你你成不了才，即使是我也不行。

6. I'm the type of person, if you ask me a question, and I don't know the answer, I'm gonna to tell you that I don't know. But I bet you what: I know how to find the answer, and I'll find the answer.

我是这样的人，如果你问的问题我不知道回答，我会直接告诉你"我不知道"。但我向你保证：我知道如何寻找答案，而且我一定会找出答案的。

7. You got a dream, you gotta protect it. People can't do something themselves, they wanna tell you you can't do it. If you want something, go get it. Period.

如果你有梦想的话，就要去捍卫它。那些一事无成的人想告诉你你也成不了大器。如果你有理想的话，就要去努力实现。就这样。

——摘自电影《当幸福来敲门》

《当幸福来敲门》是 2006 年上映的一部美国电影，讲述的是黑人青年克里斯失业后，又遭遇妻子离家出走，独自抚养儿子的故事。失业后没有了经济来源，交不起房租，父子俩被房东赶出了住所。在接下来的两三年中，这对苦命父子先住在纸箱里，后来又搬进了公共卫生间。克里斯在极度困境中，打临工、捡废品，千方百计赚钱生活的同时，又想方设法正面引导儿子，培养孩子面对现实、乐观向上、努力战胜困难的精神，父子俩日子虽苦，但还是快乐地生活。

抑郁症的核心症状之一是自我评价低，感到前途迷茫，并认为自己是他人的负担。已有研究表明，高度自信对抑郁有极强的消减作用，目前研究发现，大学生抑郁情绪与个人评价呈显著负相关，与负性生活事件呈显著正相关。无论有多少负性生活事件，高自信的个体比低自信的个体，报告具有较少的抑郁情绪；较高压力情境下，低自信的个体抑郁情绪体验较多。此外，在高应激状态下，有自信的人比无自信的人抑郁情绪体验较少，这说明个人评价在抑郁情绪产生中发挥着重要的调节作用[113]。

负反馈对抑郁情绪的维持有重要作用，有负反馈寻求倾向的个体总是不断地从他人那里寻找那些验证消极自我形象的反馈信息，而这正是低自信的主要表现。与之相反，自尊是个体对自我的一种情感性评价，国内外大量研究表明自尊和抑郁之间存在负相关[114]。

家庭氛围与巨大的心理落差会影响个体的自信心，对大学生心理健康造成影响。在和谐融洽、亲密无间的家庭环境下生活的孩子，有自信，对未来也充满希望；反之则容易缺乏自信，对未来、对自己都感到没有希望。其次，中学与大学阶段的巨大落差，也容易让人产生自卑的想法，中学阶段学生的评价更多的是以成绩为标准，到了大学评价标准更加多样化，而部分学生不能尽快的适应这种变化，看着别人在社团活动、竞技比赛或社会兼职等场合如鱼得水时，内心一进行比较，就容易陷入自卑情绪中，自我否定，认为自己不够优秀，影响自我评价。

观影者从《当幸福来敲门》这部带有传记性质的电影中，看到的除了主人公乐观的生活态度、对梦想的坚持之外，还可以看到主人公不妄自菲薄、始终相信自己，以及自信乐观带来的美好结果。因为裁员而失业、因为没有了收入被妻子抛弃、因为交不起房租被房东赶走，这是一段失败的人生，但是克里斯从来没有感到自卑和自弃，他告诉他儿子："别让别人告诉你你成不了才"。

最终克里斯成功了。除了他的坚持之外，还有一个原因就是克里斯从未怀疑过自己，从不刻意在乎别人的评价。克里斯的情绪和情感始终是积极向上、不向现实妥协的，哪怕他已身处绝境。

看《幸福来敲门》这部电影，前期主人公的悲惨遭遇会让抑郁者产生失落情绪的共鸣，使失落、悲伤的负性情绪和情感得到宣泄，电影起到了用别人的故事流自己的眼泪的最佳疗效；影片后期则会使观影者体会到主人公对自我的坚持，在面对生活的压力和意外挫折时，保持不卑不亢姿态的重要性，从而受到激励和鼓舞。

可见，虽然人可能为自身的生物性所影响，并与所处的文化背景相冲突，但电影为我们"讲故事"，重塑生命的蓝图，预见各种可能性，这就是一种治愈的力量：保持恰当的自我评价、重述生命故事、改善不良情绪、保持心理平衡。

三、提升积极情绪，培养人格优势

1. Don't ever let anybody tell you they are better than you, Forrest. If god intended everybody to be the same, he'd have given us all braces on our legs.

不要管其他人说他们比你强，福雷斯。如果上帝想要人人都一样的话，他会给每个人一双脚撑着。

2. Remember what I told you, Forrest. You have no different than anybody else is.

记住我说的话，福雷特，你和其他人是一样的

3. Death is just part of life. Something we're all destined to do. I didn't know it, but I was destined to be your mama. I did the best I could.

死亡只是生命的一部分，是我们注定要面对的，我并不知道，但我注定要做你的妈妈，我就尽力做好。

4. You have to do the best with what God gave you.

你要凭着上帝所给予的做到最好。

5. Life is box of chocolates, Forrest. You never know what you're going to get.

人生就像一盒各式各样的巧克力，你永远不知道下一块将会是哪种。

——摘自电影《阿甘正传》

电影《阿甘正传》讲述的是一个先天右腿残疾、需要带脚撑的孩子阿甘，在母亲甘太太的鼓励下，依靠自身努力，并偶遇种种机缘巧合，最终获得成功的故事。电影通过一系列"反传统"的选择，突出人生的沧桑体验、困难意识，并把它作为作品最深厚最坚韧的意志力量来叙述一个人的生命故事。

甘太太是一名优秀的女性，她给予阿甘的家庭教育，不仅用行动，还用语言营造了积极的情绪，保护孩子幼小的心灵，影响他的一生。整部影片甘太太的镜头与台词都不多，但这位优秀母亲的每一句台词都给阿甘的人生带来了巨大的影响，成为了阿甘往后的行为处事准则。入学测试时，校方告知她阿甘的智商只有 75，只能上特殊学校，但甘太太还是努力向校长争取，坚持让阿甘接受正常的教育。

在阿甘因戴了脚撑而感到自卑，甚至被同伴欺辱时，甘太太告诉阿甘："你和其他人是一样的。"所以阿甘在往后的经历中，不在意别人对他的评价，没有因为自己的先天缺陷而感到自卑。在阿甘的旁白或是与别人的谈话中，曾多次出现"妈妈说……"，母亲鼓励性、激励性语言，对于阿甘的人生影响是深远的。甘太太告诉阿甘"你要凭借上帝给予的做到最好"、"人生就像一盒各式各样的巧克力，你永远不知道下一块将是哪种"，所以阿甘一直勇敢的去尝试做任何事情，并且尽他所有的能力去做，直至成功。

甘太太的台词对观影者来说也有很大的影响力，尤其是对积极心理学和电影疗法有了解或是无意中读到过此书的人来说，当自己身边的朋友出现低落悲观情绪时，可以推荐观看《阿甘正传》《肖生克的救赎》《忠犬八公》等传达积极人生态度与良好关系的电影，这类电影重新解构和诠释人与社会、自然的关系，重视人们对于自己生命知识的构建。

在心情不好时去观看具有励志作用的电影，通过"后天习得"的方式去培育希望、灵性、宽恕、幽默等人格优势，从而获得"习得性乐观"。"习得性乐观"是与抑郁当事人"习得性无助"相反的态度。"习得性无助"是指当一个人在某些事件上经过努力还是遭受多次失败后，他将停止这种尝试，这种情形出现太过频繁，就会把这种不敢尝试、害怕失败的知觉泛化到实际能够完成的事情上，从而变得胆小抑郁 [115]。与之相反，"习得性乐观"是指具有希望与乐观等人格优势的个体，总是充满希望与热情地去尝试各种新鲜事物。

无论是家庭经济情况欠佳还是身处不和谐的家庭氛围，或是在人才济济的大学里只是个"无名小卒"，都不用感到自卑，尽力做到所能达到的最好，结果无可预测，毕竟"人生就像是一盒巧克力，谁也不知道下一个是什么味道"。

勇于尝试，尽力去做，这就是甘太太告诉阿甘的"傻人有傻福"的真谛。影片告诉我们，阿甘所做的一切，都不是以最终他收获的那些东西为目标的，而仅仅是一种积极的人生态度。

　　这部电影的经典之处，不仅在于阿甘从一个智商测试只有 75、右腿残疾的小孩成长为一名橄榄球明星、国家英雄、百万富翁、电视名人的所谓"反转"和"逆袭"，电影向我们展示的更多的是阿甘积极乐观的态度。他所取得的这些成就好像是偶然，并非阿甘主观意愿，但偶然背后是必然。积极乐观的情绪使本来悲惨的故事变得充满人生乐趣：阿甘跑进橄榄球赛场是误打误撞，获得国家颁奖是因为阿甘把布巴和丹中尉当作朋友（他不想丢下朋友），开捕虾公司是想要完成已死去的战友布巴的愿望，最后成为电视名人，也是因为爱人珍妮悄无声息的离开了阿甘，没有了执念，心里又空了，开始想起珍妮同他说的"跑"，于是穿着珍妮送他的鞋开始跑了起来，横跨了美国，有了大批追随者，成为了电视名人，最终成为了大众心目中的英雄。同时电影赋予了阿甘在找不到生活意义时，"跑"带来的更有力量的生命故事，这与日本作家村上春树的一段话极为相似："不知什么原因，我做的事在有些人看来有了意义，他们就是不相信有些人跑步什么都不为，我只是想跑步。当受到某人无缘无故（至少我看来是如此）的非难时，抑或觉得能得到某人的接受却未必如此时，我总是比平日跑得更远一些。跑长于平日的距离，让肉体更多地消耗一些，好重新认识自己乃是能力有限的软弱人类——从最深处，物理性地认识。并且，跑的距离长于平日，便是强化了自己的肉体，哪怕是一点点。发怒的话，就将那份怒气冲着自己发好了。感到懊恼的话，就用那份懊恼来磨炼自己好了。我便是如此思考的。能够默默吞咽下去的东西，就一星不剩地吞咽进体内，在小说这一容器中，尽力改变其姿态形状，将它作为故事的一部分释放出去。随着年龄的增长，经历了形形色色的失误，该拾起来的拾起来，该抛弃掉的抛弃掉，才会有这样的认识：缺点和缺陷，如果一一去数，势将没完没了。可是优点肯定也有一些。我们只能凭着手头现有的东西，去面对世界。"

　　21 世纪，中西方文化发生巨大碰撞，社会快速发展，人人都开始为了所谓的成功变得功利，以利益导向来追求目标。孩子未出生时，一些母亲就冒着风险挺着孕肚去国外生产，为的是孩子将来能够享受更好的教育资源；九个月大的小婴儿开始上"情商培养课"；为了不输在起跑线，小学中学就开始上各种课外竞赛辅导班；大学忙着考证过级，为了在将来的职场竞争中更有优势。在这种人人追求速度与效率、没见过凌晨四点钟校园的人生都不够完整的大环境下，有的大学生用社团、比赛、考级将生活过得多姿多彩，忙忙碌碌；有的大学生又走向另一个极端，游戏、逃课睡觉、追毫无意义的肥皂剧，整日沉浸在无所事事的迷茫中，荒废自己的青春和时光。

我想，《阿甘正传》这部电影会给迷茫中的大学生一些启示：只要正在做的事情是自己内心的真实想法并且有意义，那就积极地去做，毕竟我们也不知道下一块巧克力是什么味道，我们能选择的是当前；人生或许波澜壮阔或许平凡无奇，但积极乐观则是不可或缺的人生态度，它让我们相信自己，彰显自己存在的价值和意义。

四、对自我价值的尊重是人类最大的救赎

1. Hope is a good thing, maybe the best of things, and no good thing ever ever.

希望就是件美丽的东西，也许就是最好的东西，而美好的东西就是永远不会消逝的。

2. Fear of imprisonment soul, hope you free.

怯懦囚禁灵魂，希望还你自由。

3. Some birds is ultimately caged, because their feathers are just too bright, and when they fly away, you will sincerely congratulations on their freedom to enjoy; however helpless is: you have to continue in this boring drag out an ignoble existence.

有的鸟终究就是关不住的，因为他们的羽翼太过光辉，当他们飞走时，你会由衷的祝贺他们获享自由；然而无奈的就是：你得继续在这无聊之地苟且偷生。

4. Forget that there are place in the world that are not made out of stone, there is something inside that they can not get to that is hope.

　　不要忘了，这个世界穿透一切高墙的东西，它就在我们的内心深处，他们无法达到，也接触不到，那就是希望。

——摘自电影《肖生克的救赎》

　　由于世界性经济危机和新冠疫情的持续影响，国内社会竞争愈发激烈。就业形势相对不景气，给众多高年级大学生带来很大的精神压力和心理压力，使他们焦虑、自卑而失去安全感。一旦这些负面情绪不能得到疏解，就可能患上心身疾病。

　　而这些感情、情绪，往往与现实生活紧密相连，并由客观的现实所唤起。抑郁就是一种面对现实，面对未来都不抱有希望的消极情绪体验，此时就需要一部充满希望与能量的电影来激发正性情绪。电影《肖申克的救赎》应该是最佳的选择之一，一部没有动作特技，没有浪漫爱情，没有生死追逐等好莱坞惯用的噱头的影片，却能深深打动观众，风靡世界，历经多年而魅力依然。

　　几乎所有看过这部电影的人都表示它所蕴含的强大能量，就是希望。希望就是崇拜自我、强化人的主体性，这是人类战胜一切困难的法宝。

　　先说说影片中的人物。肖生克监狱里面，有囚犯和官员，不同性格的人物，反映出众生百态，预示了不同的人物结局。典狱长诺顿是典型的"伪君子"形象，《圣经》倒背如流，平日里高高在上，表现出道貌岸然的样子，实则为了利益，极为阴险歹毒，残忍贪婪，不择手段。狱警长海利和其他警员，凶狠残暴，甘当打手，他们这些黑暗势力都视囚犯的生命如草芥。

　　囚犯中，有的安于命运安排，有的对命运抵死反抗，有的在与命运周旋中期待一点小恩小惠、苟且偷生。瑞德这个人物对白很少，但他很聪明，也很圆滑。他在肖生克监狱混得非常风生水起，犯人们的需求"没有他搞不到的"。他完全洞悉了监狱生活的本质，对主人公安迪说："在肖生克监狱，希望是一个危险的东西"，这是智者之言，但我们也可以理解为弱者之言。在一次次假释申请被驳回后，瑞德对于走出监狱过自由的生活已经不抱有希望了，他慢慢变得麻木。所以尽管他看透了监狱的本质，但完全没有抗争的想法，更不可能有抗争的行动，也不会去影响和改变其他囚犯，他只是被动的顺应监狱环境，力求自保。但在安迪进入监狱后，慢慢地改变了他，并最终引导他获得了自由，开启了幸福生活之门。

汤米是影片中最晚到监狱的，但正是他将新的希望带给安迪。他信任安迪，绝不放弃希望，并在安迪的帮助下拼命努力。却因幼稚轻信，没有保守住安迪被冤的真相，结果在即将越狱之际被诺顿和海利残忍谋杀。

图书管理员布鲁克斯，是最让观众遗憾的一个角色，也像极了生活中无力摆脱现状的人。他的一生被现实、被传统观念所禁锢。在肖申克监狱度过了大半辈子，终于被假释，获得了自由，可当他离开了监狱，没有了禁锢，反而找不到自己的位置，感觉不到自身存在的价值，最终选择了自杀。这是残酷监狱环境对人的异化，已经在这种非人的环境摧残下失去了希望，他从来没有期待过自己出狱之后的生活，在监狱里得过且过已经成为了他的习惯。虽然他有了身体的自由，但他的灵魂早已被监狱扼杀，最终也只能选择自杀。如果安迪没有出现，布鲁克斯就是其他绝大多数囚犯的未来，被挫折打败后丧失希望、无法自救、一蹶不振的未来。

安迪，影片的主人公，也是最精彩的人物形象。安迪被诬陷杀害了妻子和妻子的情人，他一直申辩自己是被冤枉的，但是没有任何作用，被判无期徒刑后关进了肖申克监狱。当安迪从汤米口中得知杀害妻子与其情夫的真正凶手之后，满怀希望的去找典狱长，希望申请案件重新调查，却被关了禁闭，汤米也被杀害了，此时瑞德开始担忧安迪会自杀，因为在瑞德看来，安迪的所有希望都已经被掐灭了。但安迪与瑞德及监狱大多数犯人的最大不同在于他永远肯定自我的价值，从未放弃走出监狱的希望。

希望之火，使人类得以生生不息、抗争命运的不公，是促使社会发展的重要的动力之一。安迪无论处于怎样的逆境中，都满怀着希望，并且敢于为了希望去抗争。影片最后安迪利用一把雕刻石头的小锤子，挖出一条隧道逃出了监狱，并且将诺顿贪污犯罪的证据寄给了报社，就是将不灭的希望通过努力付诸行动而取得成功的最好证明。

安迪是一个真正的人，也是一个真正的救赎者，他不仅救赎了自己，还救赎了肖生克监狱。他竭尽全力拯救囚犯们的心灵，想方设法让犯人能有自由

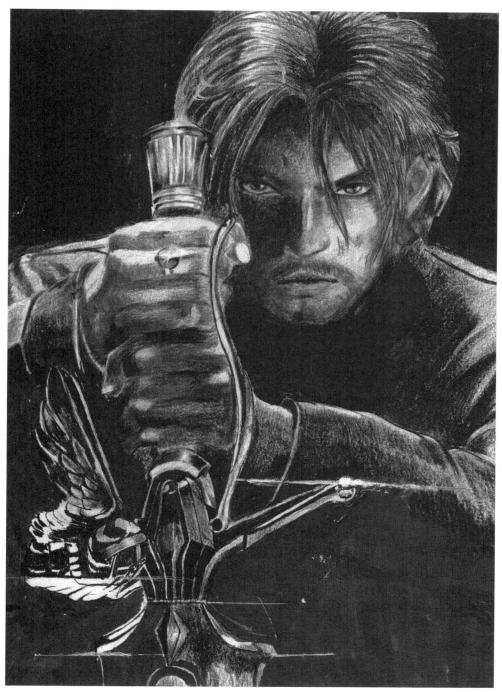

（插图5：对命运的反抗）

李云聪临摹

人的感受。例如安迪利用自身的会计专业特长为狱警长海利解决遗产问题，换来海利请狱友们喝酒的自由；连续六年坚持每周寄一封信到州议会，希望建设监狱图书馆；教汤米识字和帮助他考试；冒着风险利用监狱广播播放《费加罗的婚礼》。这一切，都让囚犯们在恶劣的监狱环境下保持正常人的追求，保持活下去的精神动力。

人的一生难免遇到挫折、逆境，但不管在怎样的挫折与逆境之下，都要怀着对美好未来的向往。大学生们听过很多身残志坚、逆境重生的故事，甚至从历史发展的角度来看，也告诉了我们无论在多么黑暗的环境下，希望的星星之火不灭，生命之光就会熠熠生辉。在遭受挫折，感觉前路迷茫的时候，重温这部《肖生克的救赎》，吸取一点能量，点燃我们青春的生命之火！

五、开怀大笑，用幽默释放现实的压抑

1.唐僧：人和妖精都是妈生的，不同的人是人他妈生的，妖是妖他妈生的……

小妖：我受不了啦……（拔刀自尽）

唐僧：你妈贵姓啊？

小妖：啊……（精神崩溃）

2.（突然狂风大作，黑云翻滚，雷电交加。众人不禁一愣，朝天望去。）

紫霞：云彩！

八戒：好大的棉花糖啊！

青霞：难道真的是他？！

唐僧：小心啊！打雷喽！下雨收衣服啊！（（众小妖晕倒一片。）

3.至尊宝：哎，老兄，这是什么意思啊？

菩提：我看你身材好，所以摸摸看！

至尊宝：是这样的，那就请继续摸吧。

菩提：没事了。继续摸！

4.至尊宝：喜欢一个人需要理由吗？需要吗？不需要吗？需要吗？

——摘自电影《大话西游》

　　电影把语言、音乐、美术等多种因素综合到一起，作为情绪激发的方式再适宜不过。什么样的电影就会引发什么样的情绪。当一个人遇到挫折，处于抑郁情绪、心情低落的时候，可以选一部喜剧电影来调节情绪、疏泄郁闷之情。这也是喜剧起到的幽默作用。幽默是一种积极的心理防御形式。幽默可以用来化解困境，维持自己的心理平衡。以幽默的语言或行为来应付紧张的情境，或表达潜意识的欲望，通过幽默来表达攻击性或欲望，可以不必担心自我或超我的抵制，幽默中关于性爱、死亡、淘汰、攻击等话题是最受欢迎的，其中包含着大量的受压抑的真实想法。

　　虽然《大话西游》这部电影在最初上映的时候颇受争议，里面无厘头的语言，夸张的演技，在当时都让业内人士不能接受，但如今却深受大学生的喜爱，原因之一恰是那些无厘头的搞笑台词，完完全全地诠释了"喜剧的内核是悲剧"这一说法。

　　从认知的角度来说，这些无厘头的台词严重脱离了人们的思维模式和社会伦理观念，但正因如此，它反映了无奈又荒谬的现实中人的无助与渺小，这种悲愤抑郁的情绪必须通过喜剧的方式尽情宣泄才能得到缓解[116]。正是通过这种宣泄，体现了最活跃的生命基因，浮现了意识最深处的瑰丽境界。

　　有人说，《大话西游》会在人最压抑的那段时光，一直陪着我们，逗我们笑，陪我们哭，让我们开心，所以很多大学生非常喜欢《大话西游》的台词。通过偏离语言的思维定式和社会观念，为观众营造了难以抑制的搞笑的语境。在情绪低落的时候，看看这部无厘头电影，并无厘头地大笑一番，调节低落抑郁的情绪是很多人的做法。

　　真正的喜剧片除了观赏上的"笑"之外，更重要的是笑过之后对现实生活的反思、超越与和解。年少轻狂闯祸，最终与世界和解，不想去西天取经的叛逆，经历放浪之后自愿戴上紧箍咒，现实的悲欢离合在影片中表现得淋漓尽致，观众也在放浪形骸的荒谬表现方式中达到某种领悟与自我和解。

　　除了《大话西游》，国产喜剧《人在囧途》也值得推荐。这部徐峥、王宝强主演的喜剧电影，以"笑中带泪"的方式，为我们展现了一幅现代世象的荒谬"悖论"图。

影片以春运为背景，以牛耿、李成功为代表的世人所谓的"草根"与"精英"，通过一些偶然事件串联了起来。情节貌似简单，反映的则是当下中国老百姓关心的热点问题，如春运、农民工讨薪、市场经济导致的家庭危机、城乡差距等。喜剧"包袱"不断，在客观反映了中国社会现实的基础上，用喜剧的元素进行反讽，令人在开怀大笑中找到真正的自我。通过不同身份的两个人的碰撞、对话、观察、反思、借鉴、融合，最终成功建构一个新的"我"，寻找到对自己身份的认同感与存在的合理性。

心理现象，本身就是人们对周围世界听、看、嗅、尝和触摸等产生的感觉和知觉。时过境迁后留下一定的经验或能唤起当时的情景"记忆"。为了了解周围事物的特点、本质和规律，人就会进行思索，即"思维和想象"。为了弄清客观事物，开展事物的认识过程。人在认识过程中，对事物保持的态度并产生喜怒哀乐等体验，就是要表达的情绪体验和情感过程。

《人在囧途》事实上体现了这样一种感觉、知觉、记忆、思维和想象的心理过程，世间万象加深了我们对事物本质的认识，让我们认识到人生的荒谬感，以及体验喜怒哀乐等各种情绪。喜剧，一方面通过"笑中带泪"进行自我救赎，建构一个个升华的个体来寻找到对自我的认同和存在感。另一方面通过合理化作用，即个人遭受挫折或无法达到所追求的目标和行为，表现不符合社会规范时，给自己一些有利的理由来解释。认为自己得不到的就是不好的，以冲淡内心的欲望与不安；或没有的东西就说是自己所有的东西都是好的，如得不到葡萄只有柠檬，便认为柠檬是甜的，以减轻内心的痛苦与失望来安慰自己。即"酸葡萄作用"和"甜柠檬心理"。这是个体遭受挫折时用有利于自己的理由来为自己辩解，将面临的窘境加以文饰，以隐瞒自己的真实动机，从而为自己进行解脱的一种心理防御机制。

人际关系是影响大学生抑郁的危险因素之一。当大学生陷入抑郁中，自卑又情绪低落，找不到自我认同感的时候，可以看一部喜剧电影，"大笑"之后释放压抑的情绪，实现与人的主动交流，在人与人的交流碰撞中构建一个新的"自我"，找到自身存在的合理性。

六、泪如雨下，宣泄负性情绪

1.（富贵输完了所有的家产，想要继续赌，赢回家产。）

富贵：还没完，再来再来。我拿命跟他来。

赌场老板：算啦，说句不好听的，您现在什么都没有了，命也就不值钱了。

2.（有庆学校有区长要来检查，富贵逼着又困又累的有庆去了学校，有庆太累了，靠着一面墙睡着了，区长春生倒车的时候，将墙压倒，有庆不幸去世了。）

富贵（看到有庆的遗体）：爹来了，给爹吭一声就行，有庆叫爹，有庆。

3.（有庆头七，春生送了花圈前来吊唁。）

富贵：你知道我就这一个儿子，还让你给撞死了，你开什么车呀？你开的什么车呀？

家珍（家珍很伤心，不想原谅把儿子撞死的春生）：你走，你走，你记住，你欠我们家一条命。

4.（春生想要自杀，前来给富贵和家珍道歉，想要了却最后一桩心愿，富贵劝解春生。）

富贵：我知道你现在不好受，可是不管怎么着，也得熬着，也得受着。

家珍：春生，你记着，你还欠我们家一条命呢，你得好好活着。

5.（凤霞产后大出血不治身亡，富贵和家珍带着外孙馒头坐在屋内玩耍。）

馒头：姥爷，小鸡什么时候长大啊？

富贵：鸡长大了就变成了鹅，鹅长大了就变成了羊，羊长大了就变成了牛，牛以后啊，馒头就长大了。

馒头：我要骑在牛背上。

富贵：馒头长大了就不骑啦，就坐火车，坐飞机，那个时候啊，日子就越来越好。

——摘自电影《活着》

有些文学艺术作品，更强调"情感的放逐"。由张艺谋执导，根据余华的小说改编的同名电影《活着》，讲述了主人公"富贵"悲惨的一生：从富家少爷到一夜输光家产、妻离子散；内战爆发，富贵被国民党抓去当壮丁，战败后被俘，成了一名文艺兵；战争终于结束，能够与分离的家人团聚时，发现女儿因生病变成了哑巴；大跃进时代到来，富贵用以维持家庭生计的皮影戏被上交；区长要到儿子有庆的学校检查，富贵非要又困又累的儿子去学校，结果有庆被区长春生倒车时撞倒的墙给压死；后来，春生被定为走资派，妻子自杀身亡，生无可恋的春生也想自杀，自杀前获得了富贵与家珍的原谅；凤霞生产那一天，医院被红卫兵占领，医生全被关进牛棚，好不容易找来一个王教授，却被富贵买的馒头噎死了；凤霞产后大出血，没有医生能够救治，最终不治身亡。

导致富贵人生悲剧的既有时代的原因，也有被社会"异化"的自身原因。不敢反抗现实，逼着又累又困的有庆到学校去，结果间接导致了有庆的死亡；买了太多馒头使唯一一个医生被噎死，致使凤霞产后大出血没有医生抢救，最终不治身亡。富贵主观上的出发点是善意的，但是由于各种不可预测的因素导致了大祸，遭受了大难。这部看似无情的悲剧电影，不是在放纵感情，而是在逃避感情；看似没有表现个性，而是在逃避作者笔下每个人物的个性。但恰恰又是富于个性和情感的人，才会知道电影所要逃避现象的深层内涵。

观看这部电影的时候，观影者仿佛在和富贵一家进行无奈的对话，通过这些怜悯与恐惧，将对现实的不如意与愤懑等有害情绪尽情宣泄，并从富贵顽强的生命意识中得到净化，从而回到平衡的心理状态。

从古至今，文学都是治愈人类心灵的良药。受中国传统文化的影响，大部分人对于自己内心痛苦的情绪都是采取压抑的态度，当痛苦情绪在内心过度堆积就会导致抑郁等病态心理。如果人们能够敏锐地察觉到自己的痛苦情绪，并且采用电影疗法，选择一部悲剧或喜剧电影观看，则会将抑郁的、消极的情绪宣泄出去，获得崭新的认知和心境的平和。

古希腊哲学家亚里士多德在《诗学》中提出了悲剧"净化说"，他认为文学艺术的鉴赏对人类的日常情感可以起到"净化"作用。他说："那些受到怜悯和恐惧，甚至任何一种情感影响的人，一定也有类似的感受，其他人都不同程度的易受这些感情的感染，而所有的人都会在某种程度上得到净化，因而他们的心情也会变得轻松、愉快。"悲剧人物因小过错而遭大难引起观众的哀怜，又恐祸及自身而感到恐惧，通过这些怜悯与恐惧，使得压抑在内心深处的有害情绪得到进化，重返心理的平衡。观看悲剧电影时，观影者总会产生一定的情绪反应，或扼腕痛惜，或欣然释怀，或低声啜泣。由此，生活中产生的负面情绪逐步得到释放，走出观影大厅时的那一双双红肿的眼睛对于观影者来说也是一件好事。

　　法国导演吕克·贝松（Luc Besson）执导的《这个杀手不太冷》讲述的是一个杀手与一个小女孩之间的故事，充满了人文关怀。

　　1.（经常被父亲殴打的玛蒂达，这天又被父亲殴打之后，在楼梯口里昂借给她手帕擦拭鼻血。）

　　玛蒂达：生活总是这么难，还是因为仅仅因为你是个孩子？

　　里昂：一直这样的。

　　2.玛蒂达：里昂，我觉得我好像爱上你了。这是我的初恋，你知道吗。

　　里昂：你没有谈过恋爱你怎么知道这是爱呢？

　　玛蒂达：因为我感觉到了。

　　里昂：在哪？

　　玛蒂达：在我的胃里……感觉很温暖。我以前总觉得胃里打结，现在不会了。

　　3.玛蒂达：我不想失去你，里昂。

　　里昂：你不会失去我。你让我尝到了生活的滋味，我想要快乐。睡在床上，有自己的根。你永远不会再孤独了，玛蒂达。求你，走吧，宝贝，走，镇定，现在就走，走。

　　4.事情总是这样的，只有当你真正感受到对死的恐惧。

——摘自电影《这个杀手不太冷》

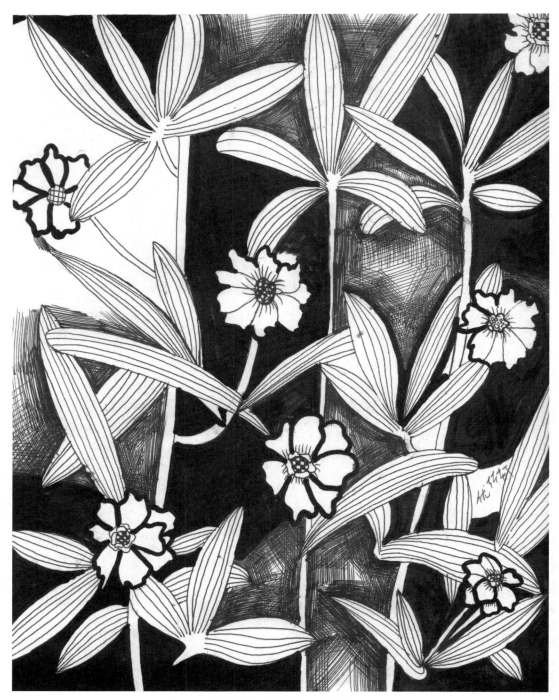

（插图 6：植物的生命力）
张浩楠临摹

里昂，孤独又温柔，在妻子死后成了杀手，不与人交往，他的唯一朋友是株绿色植物。在他孤独的人生中，偶然遇到了能与他相互救赎、相互陪伴的小女孩——玛蒂达。玛蒂达是一个生长在畸形家庭环境下的小孩，父亲是毒贩，母亲精神不太正常，姐姐庸俗至极，没人关心玛蒂达的成长。

生活在如此恶劣的家庭环境，玛蒂达变成了大众眼中的坏女孩，抽烟喝酒、说谎、不想上学。这样两个原本没有交集的人，在玛蒂达全家被杀害，里昂向玛蒂达打开了那扇救命之门的时候就变得不一样了。孤儿和杀手的人生开始有了交集，两颗漂泊无依的心有了彼此的陪伴。

里昂教玛蒂达杀人，玛蒂达帮里昂做饭，收拾房子。电影里貌似爱情的那份温情，两个漂泊无依的灵魂之间的相互依赖，意外地让人感到温暖。

影片里那株绿色植物就是漂泊的意象，跟随着里昂四处游走，没法扎根于大地，直到最后玛蒂达决定重返学校，将要离开他们共同生活的房子之前，玛蒂达才将那株植物种到了土里，结束了漂泊。这样的情感体验，将内心的负性情绪尽情宣泄，从而减轻长期抑郁带来的巨大心理压力。

根据沙赫特的理论，决定情绪的主要因素是认知。认知即认识活动和认识过程，情绪是在认知过程中产生的，与认知保持一致。《这个杀手不太冷》中两个小人物彼此的温暖，使他们认识到世界上还有人爱着自己，这样温暖的认识，让内心的负性情绪得到释放，人生从此有了目标。

七、移情人物，达到现实与理想的和解

1. I hope I can protect the one thing I can't live without.

我希望我能保护好我所不能失去的东西。

I'm goanna offer the choice. Do you want an empty life. Or a meaningful death？

我会给你一个选择，你是想要苟且偷生，还是死得其所？

——Iron Man（钢铁侠）

2. Always a way out.

总有办法摆脱困难。

——Hulk（绿巨人）

3. If you could do good things for other people you had a moral obligation to do those things. That's what's at stake here. Not choice. Responsibility.

如果你有能力去帮助别人，你就有帮助别人的责任和义务。这就是你生存的意义，这不是选择，而是责任。

If you lee the clothes and feel that you are nothing, you will not deserve the clothes.

如果你离开这身衣服，感觉自己什么都不是的话，你就配不上这身衣服。

——Spider-Man（蜘蛛侠）

4. A strong man who has known power all his life, they lose respect for that power. But a weak man who values of strength & loves ,compassion.

强者的力量是与生俱来的，这种力量是不能为那些藐视其价值的懦夫所用的。

You just don't know when to give up, do you, I can do this all day.

没人能让我放弃，除了我自己。

——Captain America（美国队长）

5. I got red in my ledger, I would like to wipe it out.

别人对我有恩的时候，我知道应该知恩图报。

——Black Widow（黑寡妇）

6. Anyone who's ever going to find his way in this world has to start by admitting he doesn't know where the hellhe is.

想在这个世界上找到方向，就要先承认自己迷失了方向。

The most difficult stage in life is not when no one understands you, but when you don't understand yourself.

生命中最难的阶段不是没有人懂你，而是你不懂你自己。

——Thor（雷神）

7. I have much to learn. I know that now. Someday, perhaps, I shall make you proud.

现在我知道我要学的东西还有很多，也许总有一天，我会让你感到骄傲。

But only when you begin to believe in yourself, do you have a real life.

但只有当你开始相信自己时，你才拥有真正的人生。

——Loki（火神）

8. Don't let your past determine the future.

别让你的过去决定你的未来。

The moment things get hard, you turn right back to crime.

每当事情得不到很好的解决，你就会走老路去犯罪。

——Ant-Man（蚁人）

——摘自漫威系列电影

美国漫威漫画公司创立于 1939 年，1981 年正式更名为 Marvel。历经 90 年的沧桑，漫威多层级地创造了众多英雄，建构出了一个"漫威电影宇宙"，受到青年人群的热切追捧与喜爱。而这份喜爱除了电影的特效技巧外，更多的在于电影所表达出的对存在价值和生命态度的思考。

漫威宇宙中的英雄大多有两副面孔，一副是与普通大众无异的平民面孔，另一副则是通过变异或科技而获得的英雄面孔。这种两副面孔，两种身份的设定，体现的是"普罗大众"与"强大力量"的冲突与和解——"普罗大众"是现实；"强大力量"是理想。

2003 年 10 月 10 日上映的《绿巨人》（Hulk，2003）系列的主角——布鲁斯班纳与绿巨人浩克就是典型写照。因暴露在美国军方致命的伽马射线中，布鲁斯班纳身体异化出某种神秘力量。当情绪激动时，他就变成了具有强大破坏力量和顽固抵抗意志的绿巨人浩克。绿巨人浩克沉醉于彰显个人力量，企图控制社会，号令整个世界，是人类个体生命意志的极致表现。但之后道德焦虑与浩克身为英雄的自豪感产生冲突，布鲁斯班纳尽量协调浩克，终将自身存在的愤怒与破坏力量用于消灭邪恶势力上，避免了人格分裂的悲剧。因为大学生喜欢的漫威英雄们，在荧幕上永远都战无不胜、攻无不克。大学生对漫威英雄的喜爱，体现了电影的心理转移作用。当自己对某一对象的情绪、欲望和态度，不可能为个人理智和社会所接受时，便在潜意识里，转移到另一个替代者身上。

因为愤怒等情绪被转移，心境也就得到了平复。如精神病中的强迫症、恐怖症，就是将精神上的痛苦、焦虑转化为躯体症状表现出来，从而避开了心理焦虑和痛苦。又如歇斯底里患者的内心焦虑或心理冲突，往往以躯体化的症状（如瘫痪、失音、抽搐、晕厥、痉挛性斜颈等）表现出来，而患者自己对此全无察觉，转化的动机完全是潜意识的，是患者意识不能承认的。

人类能够清晰地感觉到死亡和疾病带来的焦虑与痛苦，尤其对于直面死亡与疾病的医学生来说，这种感悟更深刻。对死亡与疾病的焦虑，使我们深感生命的脆弱，必须要做出改变和调整。于是，一群既可以拯救人类，又不会轻易死亡的漫威英雄出现了。《绿巨人》这部电影，还体现了人类心理防御机制最根本的方式之一：潜抑作用的释放。人类为了生存发展，往往把那些不能被意识所接受的念头、情感和行动，在不知不觉中抑制到潜意识里去。通常来说，心理活动能把一些人们所不堪忍受或能引起内心矛盾、冲动的念头、情绪或行动，在被意识之前，便抑制、存放到潜意识中去，不至于时时干扰人们的心境，是一种不自觉的主动遗忘和抑制。如果一个人的某种观念、情感或冲动不能被自我接受时，就被压抑到无意识中去，以使个体不再产生焦虑、痛苦。但如果这种心理防御机制使用过当，就可能在不知不觉中影响我们的日常行为，如"癔病"的发展就具有潜抑的特征。为了不生病，只有将负性情绪宣泄出来，才能保持机体的平衡，达到调整心身平衡或治疗的目的。借题发挥，大喊大哭，向他人作详细反复地倾诉，是发泄的常见形式，而更直接的发泄方式则是采取积极反抗。

漫威英雄的出现就体现了这种绝境下人类的反抗精神。漫威英雄们蓬勃向上，豪情奔放，充满青春与朝气，体现着人类掌控命运的积极进取心和无穷能力，从禁锢到开放，由束缚到自由，一反现实中世事无常、命运堪忧的嗟叹抑郁。这就是艺术的力量，它让人明快欢畅，而非思虑重重。电影叙述的故事，绝大多数情况下降低了人们被死亡、不平等焦虑侵扰的可能，沉浸在这些英雄电影中，有效地帮助人们暂时忘却死亡的恐惧。这些超级英雄在一定程度上被观影者当做了我们"存在"的延伸，通过观看电影，将自己代入到漫威的宇宙世界中，获得存在的永生意象，忘记痛苦。这也是人类先天具有的非条件反射，并随着机体生长发育而出现的固定神经联系，可分为防御反射、食物反射及性反射等。这类反射是人和动物在长期的进化过程中形成的，其建立无须大脑皮层的参与，通过皮层下各级中枢就可形成，例如常见的缩手反射、膝跳反射、眨眼反射、排尿反射等。非条件反射使机体具有一定适应环境的能力，对个体生存与种系生存具有重要意义。

但伴随《复仇者联盟3：无限战争》的上映，这些以往战无不胜的漫威英雄面对要恢复宇宙平衡的泰坦星人"灭霸"时，却开始节节败。片尾部分，随着灭霸的一声响指，一半的生命，包括观众喜爱的几位漫威英雄，都消失在宇宙中。存在的永生意象被打破，没有了可以用来逃避死亡恐惧的虚拟世界，所以观影者对"灭霸"这个代表死亡的意象感到不满[117]。但正是这种突如其来的棒喝，让我们意识到理想的永生是不存在的，所以我们要在死亡与长存，现实与希望，疾病痛苦与幸福理想中找到平衡点，从而实现理想与现实的和解。

八、深入反思，解读人类生存困境

生物医学模式随工业发展而兴起，一定程度上舍弃了人与自然、人与社会的关系，根据物理、化学及生物科学的进步而产生的。生物医学模式以解剖学的观点，把人体分解为众多部分，认为任何一种疾病，都可以在器官、细胞或生物大分子中找到形态和化学变化，确定其生物的或物理化的特定原因，并找到相应的治疗手段。近百年来，这一模式的迅猛发展和巨大成功，极大地促进了医学科学的发展。但随着科学的进步和社会的发展，人类也逐渐意识到，仅注意人的生物学的一面，已不符合治疗疾病的要求，它在应对许多疾病方面暴露出理论和实践的局限性，所以医学模式还必须关注人的社会性方面。

20世纪以来，现代社会生活节奏加速，竞争激烈，精神紧张，导致心理社会因素引起的冠心病、高血压、慢性疼痛、神经症、精神病的发病率明显增高。而以"病人"为中心的生物—心理—社会医学模式的迅速发展，并在临床领域里的普及，使人们逐渐认识到，这些疾病的发生，与不良的心理社会因素密切相关。面对疾病，不仅要注意其生物学的一面，还应高度重视其心理和社会方面的原因。

《禁闭岛》就是在现代生物—心理—社会医学模式背景下，作者、导演、演员对"人类的出路在何处"的深入思考和演绎。

《禁闭岛》表面上讲述了联邦侦探泰德·丹尼尔受命到一座专门关押精神病人的岛屿——禁闭岛上调查一个杀人机构，过程中遇到了重重危险和谜团的故事，但最后的揭秘却让观众大跌眼镜：所谓的联邦侦探泰德·丹尼尔其实就是禁闭岛上的一位罹患严重精神疾病的患者，整个破案故事都是岛上的医生为了治疗他的疾病，采用角色扮演的精神治疗法，配合其幻想而进行的表演。这部电影取得了巨大成功，远不止情节离奇、演员精彩演绎那么简单，其让人回味之处还在于人类面临现实困境时对精神出路的思考。

电影《禁闭岛》的一些思想、观点发人深省。一些震耳发聩的问题，如战争、人与人之间的伤害等社会重大问题摆在人类面前，"是像怪物一样活着，还是像好人一样死？"始终考验着人类，让人类思考自己该何去何从。影片主角最清醒的时候，其实也正是他自己最悲伤的时候。因为战争后的"创伤应激症"，主角对患有重度精神抑郁症的妻子不闻不问，妻子放火烧了工厂想引起他的注意，但他依然酗酒、沉沦。当他们一家搬到湖边居住的时候，重度精神抑郁症的妻子溺死了他们的三个孩子。在情绪极度冲动下，他用枪杀死了深爱的妻子。而他所做的一切，自己潜意识又是清楚的，所以他为自己编造了一个"合理"的理由（也是一种幻觉）：他是一名侦探，誓死要查清杀害自己亲人的凶手。这种起否认作用的心理防御机制，其目的不是有目的的"遗忘"，而是把它加以"否定"，从而避免心理上的不安与痛苦。极端的否认作用，有时会产生病态妄想，也是精神病人的常有表现之一，指有意或无意地拒绝承认那些不愉快的现实以保护自我的心理防御机制。

在禁闭岛的治疗中，医生一直在配合着主角的选择，让他不断地在杀人凶手和联邦侦探的角色里转换，最终明白了自己才是杀害妻子的凶手，然后做出了一个极其悲惨无奈的决定：选择了当时流行的一种生理学治疗手术——脑叶白质切除术，一种让他极度恐惧但能使他丧失暴力性和危险性的手术；可以让他忘却所有忘不掉的痛苦，但也使他成为一个"行尸走肉"的手术，做完手术的他，就不再是真正意义的"人"了。额叶是与情绪有关的主要的新皮层，临床上一度采用额叶切断术来治疗有情绪紊乱的病人，以减轻他们的焦虑症状。由于额叶切断术的副作用很多，违反人性，现代医学对它采取极其谨慎的态度，并禁止在患者身上使用。

　　电影主角说出了一句很关键的话："我们见过人对人能做什么……"是的，在战争时期的战俘营，他目睹了很多人对人的无情伤害。这句话真正的意思，想来恐怕是督促人类深入思考：导致"创伤应激症"的真正原因是什么？仅仅靠生物学的治疗，人类还有希望活下去吗？电影用一种医学叙事的方式，在感性的描绘中渗入了强烈的思辨。也许这才是电影真正的意图，希望通过故事的叙述，倾听当事人的心声，彻底从精神层面治愈病人，而不是仅仅通过药物和手术来控制病情。电影更深层次的含义，则是对现代人生存困境的反思。"创伤应激症"是社会和文化造成的，如果没有战争，他也是一个热爱家庭，深爱妻子与孩子的好丈夫、好父亲。这部创意新颖、深刻的电影，不仅重新虚构了一个生命故事，而且让人更多地从生命的层面去思考和反省疾病，从而展现生命本身无可抵挡的力量。

　　电影以其独特的融合技术，将音乐、文学、画面完美地通过屏幕展现出来，带给观影者多方位的综合体验，无论是刺激感还是代入感都很强烈。电影的种类丰富，发展历史也较为悠久，有很多经典的作品可供选择：心情低落的时候可以看看卓别林或是周星驰的喜剧；感到受挫沮丧的时候，《阿甘正传》与《肖生克的救赎》可以带给你力量和信心；憧憬美好爱情或是对爱情存有疑问时，《罗马假日》《重庆森林》《泰坦尼克》即便不能完全解答疑惑，新的感悟也会丰富生命。

　　抑郁症就像是心理上的感冒，并不可怕，最重要的是要有正确的认识和积极的应对方式。比如通过语言文字进行积极的自我暗示，通过行为治疗培养健康情绪，或者通过重新建构生命故事，获得力量。当问题出现时，首先必须正视现实情况，将问题与人分开，既不回避事实，又不贬低自己而陷于自责自罪之中；要相信自己，客观地看待自己，寻找解决问题的途径，克服和消除抑郁情绪。其次，要学会用适当的方式宣泄，把负性情绪宣泄出去，可以看一部悲剧电影，哭一场，或是看一部喜剧电影，大笑一场，保持心理状态的平衡。当然通过文艺作品学会转移自己的注意力也很重要，进行适当的移情，当觉得心情压抑时，把注意力转移到其他方面，缓解郁闷的心情，减轻抑郁的心理。

·第三章　动漫文学的疗愈功能·

　　动漫文学可以说是人类最美丽和最不可思议的幻想，它表现出抽象、梦幻和丰富多彩的特征。生活、想象和美统一在这种艺术表现形式里。因为人类被压抑的历史，文明和疯癫互相制约，人们逐渐认识到，追求直接却不稳定的满足，不如追求延迟但是可靠的满足来得安全。这样，人类的内心开始由幻想到现实、再由现实到幻想进行无限转变。当人类为失去的乐园而黯然神伤时，需要向早期时光中搜寻快乐光景，这是一种本能。就像儿童在游戏过程中喜欢戴面具进行扮演类的游戏一样，在观赏动漫的过程中，观者获得了自身的满足；同时动漫也是人类通过文学体裁叩问世界、追问人生的探索之一。

第一节　动漫文学概述

　　动漫的本体艺术特征，即为"解放的天性，狂放的野性，奔放的想象力，释放的超能力"。某种意义上，动漫其实就是将苦闷、烦躁、压抑的现实生活转变成为原生态、浪漫、夸张的幻想世界，使观众享受快乐、释放压力和舒缓身心[118]。动漫的多种元素具有身心治疗作用，对大学生的抑郁等负性情绪有一定的干预作用。

　　为了引起观众的情感共鸣，捕捉观众的情绪波动，大多数动漫通常设置曲折离奇的故事情节，充分展示角色本身及角色之间的矛盾，但在故事结尾一般会有一个舒缓并圆满的结局 [119]。优秀的动漫文学，其选题创意往往可以减轻观众的负面情绪，更多的感受到普通生活的美好，坚定信心，正确面对生活中的挫折和困难。

动漫中的角色造型自由度非常大，完全属于当事人主观幻想的产物，可以塑造出各种各样生动鲜明的角色形象，起着引导观众情感体验、调动主客观气氛的作用。角色造型主要包括外形设计和性格塑造两个方面。一般来说，正面角色多具有优雅柔和的外形，温润明艳的色彩，加上善良、勇敢、刚毅、坚韧的性格，使得角色容易得到观众的喜爱；而反面角色则多具有凌厉冷漠的外形，暗淡怪异的色彩，加上凶狠、残暴、贪婪、无耻的性格，使他很容易被观众所厌恶。另外，动漫通过正反角色的对比，或是反派角色内心前后矛盾冲突的对比，以及情节节奏的变幻，去释放观者内心的压抑。

动漫中的场景极其丰富，可以随意切换，故事背景、活动场景、环境场景快速转变。通过场景的剧烈渲染，可以强化故事情节和人物内心活动的表达。也让观众在不同的场景中，获得广泛而深刻的情感体验。例如，战争场景会让观众感到悲伤和难过，而生机勃勃的春天场景让观众体会到幸福和快乐 [120]。

动漫的色彩可以随心所欲地变化，与故事情节相配合，把观众带入不同的感受中。暖色调使人感觉温馨舒适，清新的色彩使人清爽愉悦。观众在欣赏动漫时，心情也会自然地跟随色彩的变化，情绪同样会受到各种色彩的影响和感染，体验到生命的活力。

动漫引起观者神经兴奋具有一定的生理学基础：在反射活动中，单根神经纤维的传入冲动，一般不能使中枢发出传出效应，通常需要若干神经纤维的传入冲动，几乎同时到达同一中枢才可产生传出效应。而动漫的选题创意、角色造型、场景切换、色彩变幻等元素，共同引起观赏者的神经兴奋，或温暖治愈，或抑制悲伤，达到平衡身心状态和身心治疗的目的。

"治愈系动漫"，是指当代动漫格局中那些剧情温暖、格调清新、画风独特、节奏舒缓的作品 [121]。这类动漫能够治愈人们心灵的创伤，修复感情上的缺陷，探索厚重的生命本体意义。

日本著名动漫艺术家绿川幸一的《夏目友人帐》就是一部极具代表性的"治

愈系动漫"。

故事讲述的是一位因为看得见妖怪而被人类疏远的女子夏目玲子，为了打发寂寞的日子，她向妖怪们发起挑战，并将败在自己手下妖怪的名字写在一纸契约上，以此作为妖怪们成为自己属下的证据。

而玲子的孙子夏目贵志不仅得到了那些契约书所做成的"友人帐"，并且还继承了玲子的力量，能看到不会显现在人前的妖，因而也和玲子一样被周围人疏远。可是，作为唯一继承玲子血统的他却做出了一个重要的决定：将玲子夺过来的妖怪们的名字一一归还。就这样，在夏目的身边，开始聚集起各种各样的妖怪。能看到妖怪的少年夏目贵志，与招财猫外表的妖怪喵先生一起，给大家讲述一个个或奇异、或悲伤、或令人感动的怪谈故事[122]。

《夏目友人帐》这部动漫作品的设计简单，色调朦胧而温暖，人物的面孔柔和，普通男女的简单发型与暖色相配，日常休闲服没有多余的装饰品和华丽的配饰。怪物的造型不再面目狰狞，而是显得可爱，像在你面前活蹦乱跳的小精灵。动画场景设计上，没有宏大的场面；大多数都是发生在周围的平静恬淡的小事，通过描述人物微妙的动作传达出温暖感人的故事。

人们这样评价《夏目友人帐》："会让人觉得世界很美好""很治愈很美好很温暖""在这个浮华焦躁的时代里，闲下来看一看，所有的不快就都会烟消云散"。为什么《夏目友人帐》能治愈我们呢？在日本的"言灵信仰"之下，人与妖之间建立起了千丝万缕的关系，让观众感到轻松舒适，达到"疗伤"的效果。"物哀"美学则让人看到普通人的温暖和善意，放大生活细节之中耐人寻味的美，以及敦促人们珍惜转瞬即逝的缘分。孤独的人不再孤独，在被拯救的过程当中逐渐学会拯救他人，抑郁被治愈，散发出温暖的人性光辉[123]。

弗洛伊德在《创作家与白日梦》中说："众多事物，如果它们在现实中发生，根本就不会使人感到欢悦，可一旦出现在作品当中，就令人产生快感；许多情感，在生活中是痛苦的，但对那些观看和倾听文学作品的人来说，这一切均变成了愉快的源泉。"

但什么样的心理社会因素最能促进人们的健康、免除或减少疾病？如何矫正人的行为、习惯、态度和情绪反应，以对环境做出良好的调节与适应，从而预防疾病、维护健康？这是生物—心理—社会医学模式一直致力解决的主题。医学心理学认为，医生不应仅局限于了解病情，还应该全面了解病人的心理状态和社会心理因素，并探究各种因素在疾病过程中所产生的作用。由此，病人可得到的不仅是技术性帮助，而且亦满足病人生理上、心理上的需要。

因此，除了"治愈性动漫"文学，不少"黑暗系"动漫则是"用华丽的语言，描绘一个个悲伤的故事。黑暗系犹如苦涩的咖啡，用血腥凶狠的方式破坏世界一切的美好，以此点醒观众不要忘记自己所拥有的幸福生活。"[124]

另外，大学生逐渐形成比较完善的世界观、人生观、价值观，以及相当的自我控制能力，心态较成熟，几乎不会在现实中诉诸真实的暴力，反而可以通过不屈与抗争的幻想，来疏解抑郁的情绪，强化和突出自己的个人意志、主观情感，表现自己特有的人格尊严。

就像弗洛伊德所认为的：人的内心其实有一种对立的特性——建设和破坏的双重本质。暴力因子一直存在但是被压抑，并作为阴暗面隐藏于人的性格深处。现代社会中，人身处于文明社会下，受制于法律和道德等因素而无法表达自身最直接的原始冲动，从而感到压力和抑郁。这样，一些优秀动漫中经过过滤的暴力内容，就可以为人提供一种假想的心理满足。特别是当暴力所承载的是正义之名时，如本片中金木研觉醒后对杰森所做的一切最直接的、正义的暴力行为，观众非但没有感到不适，反而获得快感，因为他们无处释放的压力和冲动的诉求得到了满足，特别是对暴力的反抗让观众的心理得到空前满足，使内心负面能量得到释放[125]。

第二节　优秀动漫文学的疗愈作用

生物—心理—社会医学模式的目的，不仅是治疗疾病，使整个生物学机体康复，还要使病人恢复心身健康，以适应其所在的环境，成为有用的社会成员。

"间接满足说"代表人物弗洛伊德，认为读者在欣赏文学作品时获得的快感，与儿童从游戏中、成人从幻想中获得的快感，本质上是一样的。它们都满足了人们某些得不到满足的愿望。

通过阅读文学作品，读者可以将自己未完成的情结，在虚拟的文学想象空间中得以继续和完成。马斯洛认为需要的层次越高，其产生的心理效应越大。对于文学艺术审美的需要是一种高级需要，因此它能产生巨大的精神价值，并且能产生深刻的幸福感、宁静感以及内心生活的丰富感，能使人朝着健康的人格发展。另外，在文学审美中，审美愉悦必然带来人心理、生理的积极反应，人能够在审美快感中获得精神自由，各种人生经验和阅读经验都被调动起来，一些从来没有经历过的人生感受就会突发于脑际。这时个体已经实现了对作品的超越，体验到超脱自由的审美情感，由此产生高峰体验[126]。

可以说，优秀的动漫能成为大众的亲切安慰者，是因为其中饱含着温柔的情绪，饱含着热情的流露，彰显了生命的真正自由。本书所述优秀动漫文学对当代大学生的疗愈作用体现在如下几个方面：

一、面对迷茫时的自我调节

大学生从紧张忙碌、目标明确的高中，步入轻松自由、方向不一的大学生活，如果不能良好适应，很容易陷入抑郁。当成绩不符合期望、无法更好地适应大学生活、对自己的专业不满意，以及面对竞争激烈的就业市场时，大学生会有不愉快的情绪体验。这些负性事件常常使大学生感到人生迷茫，找不到前进的方向，失去对自己的信心，容易陷入抑郁性认知歪曲，伴随而来的是抑郁情绪的产生。这时候，如果欣赏或回顾一些优秀的动漫文学，可以使大学生恢复自信，正视社会的压力，认清自身的需求，肯定个人的价值，适度地消解抑郁情绪。

1. 名字一旦被夺走，就再也找不到回家的路了。
2. 我只能送你到这里了，剩下的路你要自己走，不要回头。
3. 我不知道将去何方，但我已在路上。
4. 如果没有回来的列车，我就沿着铁轨走回来。
5. 世界如此之大，我却能幸运地遇见一些人。

6.人永远不知道，谁哪次不经意的跟你说了再见之后，就真的不会再见了。

7.有些事情经历了，就不会忘记，只是暂时没有想起来罢了。我们或许会短暂的迷失，但自己当年的样子永远不会忘记。

8.不管前方的路有多苦，只要走的方向正确，不管多么崎岖不平，都比站在原地更接近幸福。

——摘自宫崎骏动漫《千与千寻》

动漫《千与千寻》讲述的是迷茫与成长的故事，多少大学生与之产生共鸣。千寻的父母经不住现实的引诱变成了饕餮之徒，无暇顾及幼小的千寻，胆小甚至脆弱的小女孩被遗弃在陌生的世界里，失去了返回现实的方向，甚至连名字也失去了。她痛苦、悲伤、孤独，但她不抱怨、不气馁、不放弃，而是鼓足勇气、振作精神，独自寻找真正的归途。

《千与千寻》很好地体现了马斯洛的人本主义理论。马斯洛认为人类共有真、善、美、正义、欢乐等内在本性，具有共同的价值观和道德标准，达到人的自我实现关键在于改善人的"自知"或自我意识，使人认识到自我的内在潜能或价值，人本主义心理学的核心理念就是促进人的自我实现。

然而自我回归的道路是那样曲折与艰难。《千与千寻》中油屋的红桥是如此漫长，锅炉室的楼梯是那样陡峭，汤婆婆的顶层又是那样遥远，这些都需要千寻一个人独立完成。油屋的生存法则相当残酷，如果不劳动就会变成猪或者小煤球，同样失去名字的白龙曾经很认真的告诉她："在这个地方，只要你有工作，汤婆婆就永远拿你没办法。"千寻渐渐适应了油屋的生存环境，变得足够的强大、坚强与勇敢。在成长的过程中，她坚持自我，保持自己善良的本心，不惧恶臭，帮助河神沐浴净身。她抵抗金钱的诱惑，锅炉爷爷也跟她说："去找钱婆婆容易，可是回来可就没那么容易了。"她坚持帮助无脸男寻找人生的归宿。为了救白龙的性命，她也没有动摇自己寻找的决心。千寻一行毅然踏上了未知的旅途，随行的每个人最终都寻回了失去的东西——自我生存的价值与意义[127]。

汤屋里灯彩繁华，但无脸男一直在四处游荡，因为汤屋里的人瞧不起他，不让他进来。只有千寻没有用世俗的眼光看着他。在雨天，千寻看见他站在雨中，担心他被雨淋湿，于是打开门让他进来避雨。无脸男是一个被孤独吞噬的人，他非常渴望爱。千寻对他的关心就像一束光，照亮了他的整个世界，温暖了他的身体，所以他迫不及待地想善待千寻。千寻需要一个药浴牌，他帮忙给她了，后来偷了很多牌子的药浴牌给她。当他看到别人喜欢黄金时，他以为千寻会喜欢，但千寻拒绝后，他羞愧地低下了头。无脸男无法融入集体，经常独自站在桥头。他感到惭愧，因为他给别人带来了麻烦。然而，无脸男经常感到的孤独，渴望得到别人的爱，又何尝不是一些感到压抑的大学生的真实写照呢？

在现实生活中，大学生都渴望交到朋友，谁对我们好一点，我们便会掏心掏肺地想要回馈给对方。为了合群，我们会做一些不想做的事情，说一些违心的话，竭尽努力去讨好和巴结那个群体里的人。因为我们害怕孤独。

无脸男的卑微和讨好中，或多或少都有孤独大学生的影子。动漫中无脸男为什么没有脸，其实是有寓意的。因为他在卑微和讨好中，早已忘记了自己本来的面目。汤婆婆夺走每个人的名字的寓意，就是在现代社会紧张生活压力下人的自我迷失。"在这里，不工作的人，就会死去"，汤屋的工人都被剥夺了自己的名字，他们已经忘记了自己。当无脸男在浴场撒下金子，那些被工作重压的人，都会弯下腰去捡，他们都曾经有过自己的理想。就像对大学生而言，每个人都有过自己的诗和远方。

可是在现实的压力和自己欲望的重压下，每个人似乎都迷失了自己，连千寻的爸妈这样的成年人，也在欲望的驱使下忘记了当年的名字。名字意味着"地图"，"地图"的丢失，让我们找不到出发的目的、方向和路径。我们每一个人都可以在电影中找到自己的影子，或是金钱对人性的诱惑，或是本身对权力的迷恋，或是不愿意破除的禁锢。没有了名字，就失去了自我，失去了自己的价值。

千寻，在充满欲望的社会中被夺走了名字，变成"千"。但这部动漫迷人的地方，就在于"小姑娘"这样一个社会中的弱势群体，就算曾经被迫迷失了自己，也没有忘记去找回自己的名字，回归真正的自我，所以在这部著名动

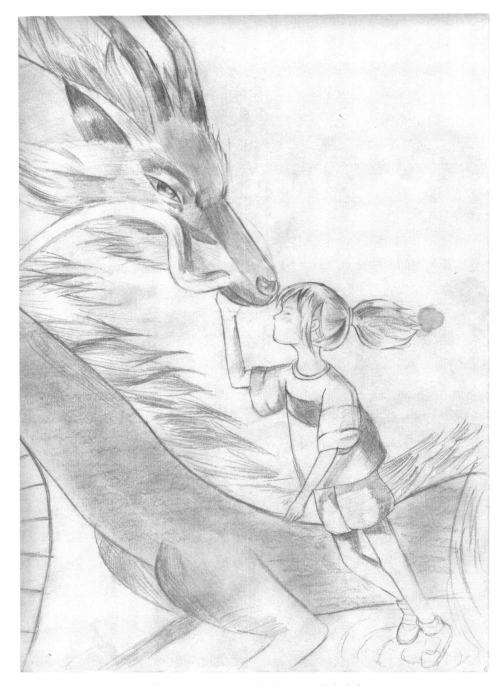

（插图 7：千寻帮白龙找回自己的名字）
李云聪临摹

漫中一切都显得那么美好、那么温馨。

正如电影里面的一句台词：“有些事情经历了，就不会忘记，只是暂时没有想起来罢了。我们或许会短暂的迷失，但自己当年的样子永远不会忘记。”更让人感到温暖的是，千寻还帮助无脸男找到了自己的归宿，和白龙互相帮助找到了名字，而千寻也找到了回家的路。他们都找回了自己的初心，也想起了为什么要出发。有人说，如果一个抑郁的人，能够给予其他人帮助的时候，那么他的抑郁情绪和抑郁心理就已经平复得差不多了。“不管前方的路有多苦，只要走的方向正确，不管多么崎岖不平，都比站在原地更接近幸福。”《千与千寻》中的这句话告诉我们，人生就是一列开往坟墓的列车，路途上会有很多站，很难有人可以自始至终陪着走完，但永远不要忘记当初陪你乘车的那些人，也永远不要忘记自己为什么出发。

艺术实践是一种心理活动。在观赏动漫的艺术实践中，观者也经受了一番动漫人物的成长历程，压抑的情绪获得释放，心理也得到蜕变成长。我们相信，迷茫的大学生在《千与千寻》等优秀动漫文学中，会找到的更多自己真正想要的东西。

二、勇于担当起成长的责任

美国动漫《狮子王》堪称一曲成长与责任的赞歌。当太阳从地平线上升起，夜晚转成白昼；非洲大草原上，万物苏醒，万兽群集，荣耀欢呼，共同庆贺小狮子王辛巴的诞生。但辛巴的出生粉碎了国王的弟弟刀疤成为国王的梦想，于是刀疤开始设计并谋杀辛巴父子，他与土狼勾结，实施他的叛乱计划。

淘气的辛巴此时没有意识到即将到来的灾难，他仍然无忧无虑地玩耍，接受父亲木法沙的教导。直到木法沙以生命为代价救了他，辛巴才逐渐明白所面临的生存困境。就像处于抑郁中的大学生，可能会遇到一些无法克服的困难，似乎无法挣脱，也无力反抗，逐渐形成强烈的自我批评，夸大自己的责任，企图逃避现实，就如同辛巴在遇到困境时，逃离了自己的王国，失去了自己的归属感，灵魂无处安放。

（辛巴在草原上踱步。）

辛巴：她是错的。我不能回去。事情已经发生了，回去又能如何？（抬头）你说你会永远在我身边的！但是你没有。都是因为我的过失。是我的过失。（辛巴低下他的头，默默流泪。）

……

拉菲奇分开芦苇。

拉菲奇：向下看。

辛巴探头看，是一片宁静的池塘，水中是自己的倒影。

辛巴：（叹息）那不是我的父亲。那是我的倒影。

拉菲奇：不！仔细看！

拉菲奇用手在水池中撩了一下，涟漪形成，扭曲辛巴的倒影。

拉菲奇：你看，他活在你的心中。

辛巴仔细看。

风刮起，在天空中聚集的云层形成了一个狮子模样。

木法沙：辛巴……

辛巴：父亲？

木法沙：辛巴，你已经忘了我。

辛巴：不！我怎么忘得了。

木法沙：你已经忘记你是谁，所以你也已经忘记了我。看看你自己，辛巴你已经变得更强壮和更聪明，你一定要承担起你的责任。

辛巴：我怎么能回去？我已经不是过去的我了。

木法沙：要记住你是谁。你是我的儿子，也是唯一的国王。

木法沙在金光中渐渐消逝。

木法沙：要记住你是谁……

辛巴奔跑着，尝试赶上木法沙。

辛巴：不！不！求求你！不要离开我！

木法沙：要记住！

辛巴：父亲！

木法沙：要记住……

辛巴：不……

木法沙：要记住……

辛巴留在草原上。

拉菲奇走了过来。

拉菲奇：那是什么？那天气非常奇特啊。你不觉得吗？

辛巴：是啊。看来风向正在改变了。

拉菲奇：哈哈。很好。

辛巴：是的，但是它并不容易。我知道我必须做些什么。回去，就表示我必须面对我的过去！我逃避我的过去已经那么久了。

拉菲奇用木杖狠狠地敲击在辛巴的头上。

辛巴：哦！老天！你这是干什么？

拉菲奇：那并不重要！它已经过去了！哈哈！

辛巴：是啊，但是我仍然会痛啊。

拉菲奇：哦！是的，确实让人心疼啊！但是依我看你可以逃避它，或从中学习。

他再一次在辛巴头上抡起木杖，辛巴缩头躲了过去。

拉菲奇：哈哈！你看！你学会了！现在怎么办？

辛巴：首先，我要拿走你的拐杖。

拉菲奇：不，不，不！不是我的拐杖！

辛巴开始奋力跑动。

拉菲奇：嗨，你要去哪里？

辛巴：我要回去！

拉菲奇：好啊！去吧！离开这里！哈哈哈哈！

——摘自动漫《狮子王》

辛巴遇到了丁满和彭彭两个好朋友，并和他们幸福地生活在一起，似乎已经忘记了自己的责任。然而，童年玩伴娜娜的出现打破了平和。娜娜发现辛巴还活着，并敦促辛巴回到自己的家乡，打败刀疤，承担起自己的责任。辛巴受到父亲灵魂的启发，被巫师拉菲奇说服，意识到自己的责任，战胜了懦弱。他毫不犹豫地回到了狮子王国，以非凡的勇气打败了刀疤，并成功夺回了王位。

看《狮子王》，仿佛就是在看处于困境或绝境中的自己。逃避有什么用呢？责任既然是我们心之所向，那就只有奋力进取，不断强大自己。直面自己的错误，才能挣脱"被命运扼住的咽喉"，不再抑郁。文学艺术以其独特的理解世界的方式，不断强化人类抗争命运的信心，起到了积极的心理强化的作用。

三、正确面对梦想与现实的落差

谁不曾年少轻狂书写梦想？谁不曾想如大鹏展翅、鸿鹄高飞？在大学这座象牙塔里，学习虽然仍是大学的主旋律，但大学生与社会的联系却越来越密切。现实与梦想有着巨大的差距，这使部分大学生感到无法适应，感到无所适从，找不到应对方法，从而导致抑郁。

动漫《全职高手》中的"一伞一笑风正暖，叶随秋去不知寒。"或许是度过人生最优雅的方式——不断调整自己、用最适合自己当下的方式去追求属于自己的荣耀。这部作品为我们诠释了如何打破现实的禁锢、实现理想的精神自由之路。

1. 十年荣耀，一如既往。

2. 一身信仰为你荣光加冕，你于荣耀巅峰永不落幕。

3. 荣耀，再玩十年也不会腻。

4. 如果喜欢，就把这一切当作是荣耀，而不是炫耀。

5. 如果人生的路很长，愿你的荣耀永不落幕。

6. 一伞一笑风正暖，叶随秋去不知寒。

——摘自动漫《全职高手》

网络动漫《全职高手》讲述了网游顶尖高手叶修在被俱乐部辞退、离开网游职业圈成为网吧网管后，继续坚持，终于在荣耀第十区投入游戏并重返巅峰之路的故事。

《全职高手》的目的不是把叶修挂在排名榜第一，而是赞美了一种追逐"心无旁骛、全力以赴"的竞技状态。竞技职业终归是认真严肃的，没有什么一劳永逸的事情。哪怕是游戏，只要选择了职业的道路，该下的苦功夫，该花出去的时间，该做的训练，该研究的技能，一样都少不了。想做到最好，想赢得冠军，只有这一条路可走。所有人都在努力，所以不是努力就一定会赢；所有人都在付出，所以不是付出了就不会输。谁更努力，谁更有准备，谁更能抓住机会，谁才有可能胜利，甚至还不一定能赢，这就是现实和理想的残酷距离。

叶修从第一届打到第十届荣耀，十年经验，十年技术，很多战术都是他发明的，这是用十年沉淀凝练出来的。他始终对荣耀怀有一颗热爱的心，通过绝无仅有的天赋和最丰富的经验与技术，甚至还比百分之九十九的人付出更多的努力，他担得起"荣耀教科书"般的"斗神"之冠。

有人可能会说叶修一切的努力太功利，只为了冠军。但叶修说过，打副本很枯燥，但他必须去做，不得不去做。叶修锲而不舍的精神，鼓励了不知多少人去坚持自己的理想，坚持为了理想默默忍受枯燥无聊的训练和生活。有的人付出得到了回报，夺得比赛冠军，可以微笑着诠释努力的内涵；可是更多的人，经过几年甚至十几年的努力，还是没有成功，但他们不气馁、不放弃，把"来年再战"作为目标，随后又继续训练，这就是现实。现实很残酷，但是只要清楚了目标，就选择坚定前行。作品的这种阐释，展现了文学的一种力量，一种看不见的强大的"力量"——激发人类潜力，实现自我价值。

四、思考忍耐与反抗命运的价值

动漫《命运之夜 无限剑制》讲的是在一场几乎毁灭世界的大灾难中，魔术师卫宫切嗣救助卫宫士郎，并收养了他。十年后，士郎为履行与切嗣之间的约定——成为"正义的伙伴"，卷入了"圣杯战争"。为了避免"圣杯战争"引起的大灾难和悲剧的再次发生，卫宫士郎与自己的"英灵"一起，加入了魔术师艰险的斗争之中。

卫宫士郎把卫宫切嗣视为偶像，也学习他总是无私助人的品质。但现实却让他极度的抑郁难过：在学校中无条件地帮助别人，却要忍受自己被欺负，甚至有时候为了帮助别人而伤害到自己。其实，卫宫士郎所有言行的背后都隐含他扭曲的认识——绝对的无私。喜欢帮助别人是没错，但卫宫士郎即使承受巨大伤痛也要帮助他人，甚至会为了毫不相干的人付出一切，就与帮助别人的真正本心不一样了。科学家告诉我们：人类如所有动物一样，遇到危害自己的事情，一般都会本能地"反抗"和"逃跑"，而不是选择默默承受。

（伊莉雅被吉尔伽美什杀死后，与远坂凛对话的一幕）

远坂凛（安慰）：这不是士郎的错，我们是没法救这孩子的。

（士郎流泪）

远坂凛：为什么？挡在那家伙面前的话，就会被杀掉。你明白的吧。可是，为什么你能为这孩子做到这种地步？

士郎：没什么为什么。只是想救她，所以出面了。

远坂凛（惊讶）：之前觉得奇怪，现在我终于确信了。士郎，你的生存方式非常的扭曲。

士郎（惊愕）：扭曲？

远坂凛（严肃）：是啊。把别人看得比自己更重要，这种生活方式是错的。听好——人如果不把自己放在第一位是不行的，可是你却一心只想帮助别人。这种事再继续下去，崩坏也是迟早的事。

士郎：没那回事。倒不如说，我是为了不变成那样才……

远坂凛：不，你已经崩坏的很严重了。所以你能告诉我么，十年前到底发生了什么，那就是造成你不正常的原因才对。

士郎（不可置信的摇头，退一步）：不，远坂。我只是被救了。

远坂凛：被救？

士郎：嗯，只是这样而已。

远坂凛：那有没有因为被救而付出过什么代价？

士郎：没有，切嗣只是救了我，没有因此而付出过什么代价只是看起来很开心……的样子。因为憧憬那个身影，被救之后，心中就只剩这样的想法。

我也想成为像他一样的人。所以……如果还有下次的话，我要代替那时候所有被抛弃的。这次一定，非要把所有人都救出来不可，我这样想。我的愿望，仅此而已。如果做不到的话，一个人苟活下去也毫无意义。

远坂凛（双手提起士郎的衣领）：这就是不正常的地方啦。要帮助别人的话，首先要重视自己啊。经历了那么悲惨的遭遇，之后不快快乐乐生活怎么行。听好，一心只求别人过得幸福是不行的，那样的话不就和机器一样了吗？要帮人可以，怎么帮也可以，但前提必须为了自己。如果你不为了自己而活的话，所谓的幸福究竟是什么，根本就不会明白。

——摘自动漫《命运之夜 无限剑制》

正如远坂凛说的，成为英灵后的卫宫因为太过无私而失去了所拥有的一切。直到人生的尽头，他才明白自己拼尽一生所追求的"成为正义的伙伴"，只是借来的理想。英灵卫宫这样自嘲：自己的一生如谎言一般，根本没有意义，他最后的愿望只剩下死。在无限剑制中，卫宫士郎想要斩杀的是阻挡自己的自身，是为了保护曾相信过以后也会坚信下去的东西；英灵卫宫想要毁灭的是孕育自己的自身，是为了消灭诞生于此之后将会无限循环的后悔。

文学本身就是个体化的行动，反映真实存在的"人"，而非"神"，因此与大多作品不同，《命运之夜 无限剑制》似乎在告诉我们，无条件地学习他人并不崇高，反而很痛苦。"老好人"定能感同身受，这让他们不断思索着模仿"好人"的价值，实质上就是思考自我的价值。这样的思考也是大学生的一场"必修课"，只有尊重自己才能更好地尊重别人。

动漫《命运之夜 无限剑制》告诉我们，每个人都是独立的个体，人最重要的是认识自己，而不是盲目地模仿他人。就像罗丹曾说："对一个人极为真实的东西，对众人也是真实的东西。"这也许正是动漫作品之所以感人的地方。

五、接受孤独与陪伴的矛盾

在交往中，如果大学生朋友很少或没有朋友、不愿意与他人交流或者容易与他人发生矛盾和冲突，都无法建立良好的社会支持系统。当抵御挫折和困难的能力因对环境的不良适应而受损时，性格中的敌对倾向、内向、情绪不稳定、缺乏自尊和自信等负面因素会诱发抑郁。一般这类学生非常依赖他人，害怕被孤立和抛弃，质疑自己处理生活的能力，没有归属感，有服从和从不要求任何东西的表现。

当他们与其他人建立密切的人际关系后，往往会更服从对方的决定，不敢倾听自己的声音，常常以其他人为中心。当冲突发生时，产生孤独感和挫败感，有被抛弃的感觉。如果长时间沉溺于这种坏心情，抑郁就容易自发出现。心理学上讲的摄入作用（即把本来指向外部的某种攻击性冲动或感情转移到自己身上），在动漫《超能陆战队》中展现得非常充分，摄入作用帮助主人公小宏走出失去哥哥的生命悲伤。当人失去他所喜爱的人时，便会模仿所失去的人的举动或喜好，以慰藉内心因丧失所爱而产生的痛苦。

在动漫《超能陆战队》里，小宏的智商非常高，被视为小神童，他创新能力超强，发明的迷你磁铁机器人在旧金山的地下格斗赛中获得了胜利。并在哥哥泰迪鼓励下，考入了旧金山理工学院。正当小宏意气风发之时，哥哥泰迪在意外事故中为挽救教授而死于大火。哥哥死后，小宏陷入了深深的悲伤，情绪持续低落，人生走入低谷。

此时他的私人健康机器人大白出现了，大白的设计灵感来自日本的风铃，像一块超大的棉花糖，随性、柔软，表情单一，品格单纯直白。大白的身体内部设置了多种医疗护理程序，可以快速对主人扫描，检测出主人的身体状况，对不正常情绪或伤病进行治疗。之后大白一直陪伴小宏，帮他治愈失去哥哥的伤痛。大白用善良和友爱引导着小宏，用他的拥抱给予小宏满满的正能量。而且还能像哥哥一样懂他，一次简单快速的扫描，大白就能够检测出小宏的生命指数，虽然有时他像父母一样很喜欢唠叨，但是他的贴心无时不在。"面对着时刻关注你的健康并且如此憨态可掬、随时能融化你的一个白胖子要扫描你的时候，你怎么会忍心拒绝？"[128] 大白如同是哥哥的化身，是小宏的情感慰藉，治愈了失去亲人的小宏，也用他的萌治愈了观众，传递爱和善。

大白尤其喜欢拥抱小宏，让小宏感到温暖和安宁。拥抱是人类交流的肢体语言，具有最直接的心灵陪伴作用。大学生在抑郁中被孤独包围时，容易形成强烈的现实剥夺感，能有这么一个大白的陪伴，那该有多好。大白超大号的棉花糖形象，体现了文学艺术积极的幻想作用。青少年常以"白日梦"的形式在幻想中满足某些欲望，使自己从现实中脱离开或存在于幻想的境界中，以满足其情感的需要。幻想作用在抑郁的治疗方面有其积极的一面：能对人产生激励作用，使人精力充沛和斗志旺盛，甚至使人获得满足感。对能力弱小的孩子来说，以幻想方式处理其心理问题，是非常正常的现象。

如果大学生能恰当地使用"幻想""摄入"等一些心理防御机制，可以让很多生理、心理困境得到解脱，比如孤独感，很多孤独不是不可战胜的。有时享受孤独，还可能激发大学生的创造力和求知欲。

六、满足青春期对爱情的憧憬

"执子之手，与子偕老"，爱情似乎是一个永恒的话题。大学生正处于青春时期，对爱情的憧憬和感伤必然是生命的重要部分。青春时期的爱情往往有因无果，但青春和爱情，却会成为人生最值得怀念的部分，令人铭记一生。

我国当代翻译家许渊冲曾说过："生命的价值和意义，不在于你忘记多少日子，而在于你记住多少日子。"有时候，哪怕是对爱情的失败记忆也是美好的。不过，刚成年的大学生心性尚未成熟，往往对恋爱没有正确的认识，恋爱过程中产生的过于强烈的情感体验又使他们猝不及防，对各种突发或是常规问题没有成熟的解决方式，更缺乏面对恋爱失败的应对方式，因而非常容易产生抑郁情绪。

动漫《昨日青空》让不少大学生回忆起中学阶段曾经的点点滴滴，不禁令人无限地感叹——原来那就是我们青春的模样。故事里的环境似乎就是观众熟悉的一座小县城：青石小巷，斑驳城墙，温暖阳光，树影婆娑，煎炸小食品，油腻腻的香气等等。故事的人物也是观众曾经的朋友：男生们的高谈阔论，女生们的柔语轻笑……在这一段叫做高三的时光里，有他们讨厌却又不得不面对的考试，有担心分数的忐忑心情却又对明天满怀期冀。他们朦朦胧胧地喜欢着某人，但当亲密突然袭来的时候又会惊慌失措。他们好像有很多的梦想，但是前方的选择却很单调。他们不断猛烈撕扯着世俗的牢笼，却找不到前行的出路……

动漫中的台词叙说了青春的模样，一次又一次触动了我们的心房——我们回忆着，也不自觉地默念着。

1. 那时候，我们十六七岁，时间很慢，夏天很长，一首老歌唱了又唱，一些人会永远放在心上。

2. 人生的第一次心动，还没来得及勇敢，就已狼狈不堪。

3. 喜欢一个人，即便最后没有在一起也没关系，你会喜欢那个，因为喜欢着他而发光的自己。

4. 人生的列车岂止一站，我们会沿着各自的方向，开往不同的地方。

5. 趁你还有的选，赶快去做自己想做的事情。

6. 年少的我们，以为只要说过了永远，就一定能够永远。

7. 如果那个夏天再长一点，我们是不是来得及好好说一声再见。

8. 只要，有自己真心喜欢的东西，就会发出光来。

9. 没人永远 17 岁，但永远有人 17 岁。

——摘自动漫《昨日青空》

"时间很慢，夏天很长"，是我们对未来的期许。"一首老歌唱了又唱，一些人会永远放在心上"，是我们对时间的珍惜，是对过去的回忆，不愿离开不愿告别。暗恋是折磨，但也是激动，害怕被拒绝，所以犹豫不决，最后直接错过了最好的初恋，自己也被爱情弄得狼狈不堪。

《昨日青空》以唯美的画笔，告诉大学生一个爱情的道理：喜欢一个人，可以为那个人改变自己，让自己变得更优秀，让喜欢的人也会喜欢自己。虽然是被动的改变，却会发现，自己真的在成长和进步。即使哪一天两个人不在一起了，但自己已变得真的优秀，失去了喜欢的人，却获得了重生，抑郁情绪得到释怀。

《昨日青空》将人生比作一辆列车，从降生到离世我们必须经过很多站台，在自己想去地方的轨道上行驶。因为年少，所以不乏天真。其实大学生以为的永远不一定是永远，但一定是他们内心最真诚的愿望。好好说一声再见，也许能改变过去，也许能找回爱情，但也许就是也许而已，失望、错过、遗憾也是青春的一部分。只有真心喜欢，才能全力以赴，才能成就自己，才能让自己闪闪发光。没人永远年轻，但永远有人年轻。青春的更迭我们无从选择，不过未来是我们的，往后余生可盼。

但当恋爱失败时，大学生的抑郁情绪往往不请自来。新海诚创作的《秒速五厘米》很容易感染大学生，无论是经历的挫折还是情感的深层共鸣，都能给大学生的身心提供一次宣泄和升华。那份纯真的爱情往往会被无情的现实所摧残，不过也留下了一份纯真的小美好。或许依然念想，我们款款徐行，聆听隐雨雷鸣，沐浴一路阳光。"悲莫悲兮生别离，乐莫乐兮新相知"，月总有阴晴圆缺，不圆满是常有的现实，也是一种美感，好好享受个中滋味，便尝人间百味。

"看，好像雪一样呢！"明里这样说道。

那是十七年前，我们刚刚成为小学六年级学生时候的事。我们两个人背着双背带书包，走在放学后的林荫小路上。春季，道路两旁开满了数也数不清的樱树，漫天的樱色花瓣无声飘落，地面也全都被樱花覆盖染成一片淡淡的白色。温暖的天气，天空好似被蓝色的水彩浸透过一样显得清澈而空灵。虽然不远处便是新干线与小田高速路，但那边的喧嚣却完全传不到我们的所在，围绕在我们身边的只有报春鸟儿那优美的鸣叫。这里除了我们两个之外便再没有任何人。

那是好似图画一样的春季瞬间。

是的，至少在我的记忆之中，对那一天的回忆好似画面一样。或者说是像电影一样。每当我回忆起以前事情的时候，我都会把那个时候的我们两个人单独拿出来，仔细品味一番。当时只有十一岁的少年以及与少年身高相差无几的十一岁少女。两个人的背影被完全包容在那充满光明的世界之中。画面中的二人，永远都是那样的背影。而且总是少女先一步向前跑去。直到现在我依然无法忘记在那一瞬间少年心中激荡起来的寂寞，即便在已经长大成人的今天仍然能够感觉到一丝悲寂。

就是在那时，站在漫天飘落的樱花之中，明里说樱花好似飞雪一样。

但是我却并不那么想。对于那个时候的我来说，樱花就是樱花，雪就是雪。

"看，好像雪一样呢！"

"哎，是吗？也许是吧……"

"嗯……好吧。"明里淡淡地说道，然后快步向前跑了两步之后转过身来。明里栗色的头发在阳光的照耀之下闪出华丽的光芒，接着说出了更加让我迷惑的话语。

"那，你知道秒速五厘米吗？"

"哎？什么？"

"你觉得是什么呢？"

"我不知道。"

"至少你自己也要思考一下吧，贵树。"

可是即便她这么说我依然找不到任何答案，于是只好坦白说实在不知道。

"是樱花飘落的速度哟。秒速五厘米。"

——摘自动漫《秒速五厘米》

动漫《秒速五厘米》开场的这段画面温馨自然——樱花飘落的街道，明亮的阳光，树木旋转的影子。两个背着书包的孩子，走到了街道的尽头，述说着樱花落下的速度是秒速五厘米。两边的高墙布满樱花树和一片片绿色的常春藤。角落里樱花树的树干被紧紧地包裹着，一辆自行车和三辆白色汽车静静地停在墙边。

过去的经历，如昨天重现一般，他们没有忘记彼此。互相交流，想念对方。当男孩再也抑制不住自己的思念，他决定去很远的地方看望女孩。

在那个暴雪纷飞的夜晚，地铁一次又一次晚点。漫长的等待是如此漫长。夜很深，男孩还没有出现，女孩也仍在等待。焦虑、关怀和担忧一直困扰着他们。在最后一班地铁列车下，他们终于遇到了等候的彼此，那是由衷的温暖。

他们相拥而泣，仿佛一切的担忧和艰辛都是值得的。走出站台，走向他们儿时的樱花树。虽然冬天只有光秃秃的枝干了，但漫天飞舞的雪花不也是樱花吗？就是在万物俱静的雪夜，他们的心走到了最近，相拥一吻。

　　距离，横跨着男孩和女孩，仿佛一道鸿沟左右着他们。一个转身，已是咫尺天涯。如今的男孩和女孩，又身在何方？男孩还是喜欢着女孩，还在思慕着她，写着不会发送的邮件，喜欢登山眺望着远方。然而这份思慕该如何传达？地图上的距离不可怕，可怕的是心灵的距离。可是心灵的距离呢，该如何接近？男孩也谈过恋爱，被人喜爱。可是初心依然在，他想去找女孩。然而此刻的女孩，已经带上了婚戒，有了自己的新生活。或许有时候错过，就是一生[129]。

　　多年后，两列铁轨间，两人擦肩而过。尽管谁也没有去看对方的脸，但是，"我强烈地感觉到，现在回头的话，那个人也定会回头。"夹在护栏和火车将至的鸣笛声中，犹豫了几秒的贵树终于回首，看到那边的人也缓缓地转过头，然而那一瞬间飞驰而至的火车将两人的视线阻隔在了两边，当两列火车相对驶过后，贵树发现明里已经离开。

　　明里恐怕也想等火车过完，但是她知道，即使相会，左手无名指的戒指也会毫不留情地阐述：他们错过的已不仅仅是那秒速五厘米的距离。再说了，与其好心地安排一次重逢，不如就这样错过。末了，他最后的一笑，不仅是如释重负，还是一种坦然：即使相见，时光不能倒流、过去亦不能再来，不如留下昔日的记忆，将错过的瞬间藏于心底，细细回味纯纯的爱，开始各自的新生活，这不比一次颤痛的相见更来的唯美吗？

　　在每秒五厘米速度飘落的樱雨中，在幸福的往事中，两个渐行渐远的背影，包含了有爱无缘的伤感，更多的却是对爱而不得的释怀、对幸福未来的憧憬[130]。"呐，你知道吗？听说樱花飘落的速度是秒速五厘米哦。"秒速五厘米，那是樱花飘落的速度，那么怎样的速度才能走完相爱的大学生之间的距离呢？贵树和明里最后一次见面到岔道口的相遇，正好是十三年。樱花落下的速度是每秒五厘米，而以这个速度计算，再加上贵树和明里之间分别的十三年，他们的距离已经超过了南极到北极，这是地球上最遥远的距离，那两颗在雪夜里彼此交融的心，随着十三年间慢慢走向远离彼此的距离后终于得到释怀。

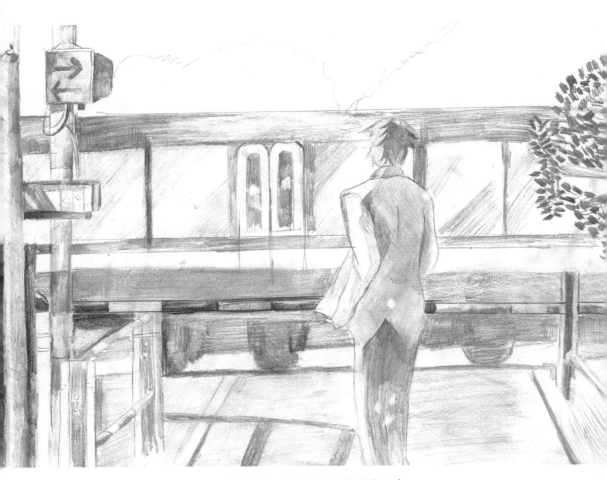

（插图 8：曾经相爱又渐行渐远）
李云聪临摹

　　动漫作为深受大学生喜爱的流行文化，对于疏解大学生的抑郁情绪，既是一种宣泄方式，也是一个很好的情感载体。从故事到画面，从抽象到具体，动漫让观众沉醉其中，深受感染，郁郁寡欢中激发灵感，温暖治愈中走出孤独抑郁。比如《四月是你的谎言》这部作品。

　　动漫《四月是你的谎言》，抒写了一段钢琴家男主和小提琴手女主共同努力和成长的青春物语。天才钢琴家有马公生在严厉的母亲去世后，阻断了钢琴的声音，再也没有弹过钢琴。高二的一天，他遇到了小提琴手宫园薰。小薰性格开朗，她的音乐表达随心所欲，自由奔放，她的表演触动了公生的生活，在小薰的帮助下，公生慢慢放下心中的负担，重新走上了音乐的舞台。像四月的春花落下一般短暂而美丽，小薰因病去世了，但她对音乐的热情表达，却在公生的内心留下了永久的美好回忆，使他在生活中重拾自我。

　　动漫的台词和着美妙的音乐，在钢琴的黑白琴键上跃动起舞，也在小提琴的几根琴弦上洒脱飞扬，这是一场镌刻在生命中不朽的青春物语："和她相遇的瞬间，我的人生就改变了，所见所闻所感，目之所及全都开始有了颜色。但是在以前的我看来，一切都是单调乏味的，就像曲谱一样，像琴键一样。"

　　1. 我开始讨厌钢琴，但是即便如此我仍不愿放弃，肯定是因为除此以外，我已一无所有了，没有了钢琴，我就不过是个空壳而已，徒留难听的余音。

　　2. 十四岁的春天，我，和你一同向前奔跑。

　　3. 当我注意到的时候，已成茜色的云幕中，反复演绎着跳动在我心底的旋律，一直……一直……一直……每当此时，在我心中扎根的，母亲所留下的一切，都随风而逝了，我想再听一次，但又不想再听到，我想，再见她一次，但又不想再见她。这种感觉，该如何名状，这份心情，又该如何言喻，你驻足于一片春色中。

　　4. 就算悲伤难抑，遍体鳞伤地处于谷底，也不能停下演奏，只有这样，我们才是真正活着的。

　　5. 仿佛身处于寂静的大海深处一般，四周空无一人，我独自，沉沦在暗无天日的海底。

或许前路永夜，即便如此我也要前进，因为星光即使微弱也会为我照亮前途。

——摘自动漫《四月是你的谎言》

春天来了，我遇见你的春天，也是没有你的春天。宫园薰出现在公生已经灰暗的生活中，解开了他与死去母亲的结，帮他挣脱自己设置的枷锁，让他的生活多姿多彩，成为一名真正的钢琴家。薰燃烧了自己最后的生命，救赎了迷失于现实的公生。薰的离开，俨然成了凄美的悲剧，但她永远活在春色盎然的四月天。

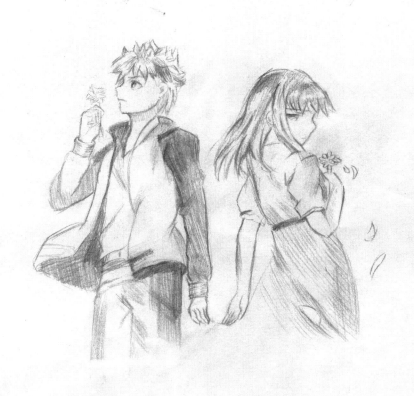

（插图 9：你应该活成你自己）
李云聪临摹

·第四章 网络小说的兴盛·

随着成长，大学生逐渐会感受到越来越多的生理、心理和精神压力，比如时间流逝的压力、就业的压力等。所有的这些压力都要求宣泄或升华，而艺术，包括文学艺术，恰好提供了摆脱这些精神困境和宣泄郁积的内在压力的有效方式。通过对文学作品的创作与欣赏阅读，能够如疾风骤雨般消耗掉有害的能量，使人们恢复良好的精神状态。

网络小说作为当代大学生主要的课外阅读形式，可以结合大学生的习惯与需求，为他们提供创造适应性的阅读选择，起到语言、文字和文学的保健和辅助治疗作用。

第一节 网络小说概述

随着时代与技术的进步，借助网络技术，一种新兴的文学形式逐渐兴起并达到兴盛，即网络小说。网络小说最初是指利用网络 BBS、Web 界面连载发表的小说，与一般小说性质相差无几。随着网络的发展，它的定义也在发生改变，百度百科上"网络小说"的定义是：网络小说是依托网络基础平台，由网络作者发表的小说；它是随着网络的快速发展而出现的一种新兴小说类型。

自上世纪文学与互联网"联姻"以来，我国的网络文学发展迅速，得到了青少年读者的青睐，已成为受到广泛欢迎的文学形式之一，其影响力也越来越大。十三届全国政协委员、网络作家张威（笔名唐家三少）甚至认为中国的网络文学可以与美国好莱坞电影、日本动漫和韩国电视剧并称为世界四大文化现象。这虽然是一家之言，但从某种意义上说明中国网络文学的巨大影响力。

1991年4月5日在美国诞生的全球第一家中文电子周刊《华夏文摘》是汉语网络文学最早的园地。此后，陆续出现了更多的文学网站，"新语丝"、"橄榄树"（诗歌网站）、"花招"（汉语女性网站）等，成为美洲留学生思念家乡、思念祖国的情感家园。可以看出，在网络文学诞生之初，它就已经成为了寄托情感的一种存在。

1994年4月20日中国正式加入国际互联网公约，中国本土的网络文学迅速发展，"黄金书屋""麦田守望者""原创广场"等一大批文学网站涌现。以1997年中文原创文学网站"榕树下"在上海成立为标志，我国的网络文学进入第一个高峰时期。早期的网络写手如安妮宝贝、痞子蔡等，都是在那几年间出现在网络文坛的弄潮儿。

但是由于运营管理经验不足，多数原创文学网站没有找到合适的盈利方式，导致资金困难，无法生存，不得不关闭或低价转卖，网络文学的发展进入低谷期。直到2003年，起点中文网尝试付费阅读取得了成功，"VIP制度"在业界推广，网络文学的商业模式得以初步建立。至此，网络文学迎来蓬勃发展的新时代 [131]。

第二节 网络小说的创作及局限性

有一种观察认为，抑郁症患者的人格结构中，有着严重的自我批评倾向。犹如一个严厉的惩罚者，时时监控他的言行，以极其严厉的方式实施制裁和谴责他出现的任何一点过错或失误。

这样的自我攻击，会使当事人经常性的处于自责自罪的状态，生命活力显著降低，严重缺乏自我价值感。这个时候人就会表现出低自尊和剥夺感，通常体现在与朋友、亲人、爱人或他人的相处过程中，夸大问题和责任，常常身陷自我批评和自我责备的泥潭。然后开始逐渐封闭自己，不愿与外界交流。此时，机体的自我保护机制就会被唤醒，部分青少年及大学生群体就会投向网络小说，寻求情绪的缓解和恶劣心境的解脱。

当人陷入抑郁状态之后，总会将自己局限在个人世界中，对于外界刺激失去反应，表现为兴趣缺乏，丧失活力。有人通过跳伞之类的极限或者冒险运动来刺激机体，宣泄情绪，但由于经济条件的限制与安全因素的考虑使得这种方式不那么常见。此时，安全系数相对较高，而且比较经济的网络小说阅读就成为了可供选择的方式。

人类很早就意识到了语言文字的保健和辅助治疗作用。古代埃及的一些寺院图书馆就是以治疗中心而闻名。简单来说，以语言文字为载体的阅读疗法的适用对象，在网络新时代，可以是所有能够阅读文字的人；阅读疗法所选的文献从单一的纸质图书扩展到了以声光电磁等方式记录知识的各种载体，包括胶片、磁带、光盘、计算机硬盘等。

网络小说借助网络以及网络文学的蓬勃发展，用于满足人们精神文化生活需要而诞生，直接作用于人们的内心世界。对于读者而言，小说的功能性在于给人们带来自由选择权，精神上的愉悦感、激励感、满足感，情绪情感上的自由宣泄以及心理上的慰藉。而不同类型的网络小说给读者带来的精神体验也有所不同。

具体而言，热血类文学作品为读者描绘了温暖、励志的世界或诙谐、幽默的场景，在放松心情的同时使读者受到一定的激励，使读者能在被现实折磨、鞭打之后，从作品中获得能量，恢复斗志，继续为梦想奋斗。玄幻类文学作品通过普通人逐步"升级"成长，最后获得功成名就的经历，让现代人在自我克制的"死水"中，不放弃顽强的生命力，并使读者暂时逃离现实中的挫败感，甚至将自己代入到作品主角身上，感受主角所获得的成就，以此来获得现实中没有得到的成就与满足。而更受女性读者欢迎的言情类小说，则满足了女性对于爱情的美好想象，起到了情感寄托的作用。

不同类型的网络文学作品表现出不同的自我宣泄和疗愈功能。其形式的自由性、所承载的想象力和精神满足感是接近于无限的。读者们在阅读网络小说的过程中可以加入自己无限的想象，来满足现实中的需求或是宣泄压力。

网络文学除了具有文学属性外，它还具有一定的商品性。读者作为消费者对其价格判断和价值的认定，可以是极为个性化的，突出了作者和读者的"自我"，表现了人对客观环境的操纵。这使得读者对于网络小说的阅读方式也有不同，既有通过盗版渠道阅读网络小说的，也有愿意付费订阅作品的，还有愿意为喜爱的作品进行额外付费的，甚至还有主动在多种渠道和场合推荐热爱的作品的。这些行为现象背后的动机在于人们以此来满足自身的多种需求 [132]。

一、都市言情小说——满足大学生恋爱关系需求

1. 如果世界上曾经有那个人出现过，其他人都会变成将就。而我不愿意将就。

——摘自顾漫《何以笙箫默》

2. 我成不了最好的人，但是，我可以做最好的我。我成不了最配你的人，但是我可以成为最配你的我。

——摘自顾漫《杉杉来吃》

3. 别让我再等你，我怕我没有足够的勇气一直等在原地，更怕我们走着走着，就再也找不到对方了。

——摘自辛夷坞《致我们终将逝去的青春》

研究表明人际关系是导致大学生抑郁的重要危险因素之一，其中包括恋爱关系。一方面，刚脱离严厉禁止恋爱的中学时代，步入恋爱自由的大学时代，大学生总是有青春时期恋爱的欲望和需求；另一方面，刚成年的大学生又不能正确对待恋爱，对恋爱过程中的各种突发或是常规问题没有成熟的解决方式，没有正确面对恋爱失败的心态和应对方式，就容易产生抑郁情绪。

社会现实给予的打击使恋爱需求难以满足时，理想的人际关系、恋爱关系在现实中无法实现时，网络世界的虚构关系和网络小说就成为了实际生活和

关系的替代品，网络小说可以在一定程度上满足青年群体心理上的需求。

例如广受青年女性读者喜欢的言情小说中最常见的"总裁文"，男主人公一般都是企业或财团的领导人、总裁、高管、行业精英。英俊潇洒、性格强势，却又痴情、专一。早期的"总裁文"的设定多是完美的男主爱上各方面都不太出色的平凡女主，其中比较知名的作品包括明晓溪的《泡沫之夏》、顾漫的《杉杉来吃》《何以笙箫默》等。这类言情小说的共同点在于男主人公对女主人公的情感从来不随世俗的原因而改变，历经重重困难之后总会迎来童话式的美好结局。

一直被奉为经典言情小说的《何以笙箫默》中男主人公是一个帅气多金的律师，与女主人公年少相识相恋，中途因误会分离7年。这7年中男主人公一直等待着女主人公的归来，直到女主人公回国，两人破镜重圆，迎来美好结局。故事情节简单，文笔简练朴实，却被奉为网络言情小说的经典，其原因就在于文中所描绘的纯朴爱情满足了大部分女性对于爱情的想象。

小说所描绘的爱情，不因距离与身份而改变，男主人公可以多年如一日地等待。这种纯真的爱情在现实中是不易获得的，所以这类小说满足了女性对于美好爱情的向往与期望，起到了"心理补偿的作用"，即当对现实中的感情未能得到或是失望时，这类小说就成为了满足这种需要的替代品。另一方面，有研究发现，良好的恋爱关系对大学生抑郁产生保护作用，这可能是由于在恋爱过程中，双方可以体会到被对方真诚地接纳、关心和理解，恋爱起到了青年男女互相支持、互相帮助的作用，因此网络上经典言情小说的存在也是一种必然 [133]。

二、玄幻小说——激发奋斗热情，提升个体自信

1. 走得慢并不要紧，只要你坚持不停地走，那么总有一天你能走到你想要到达的地方，能超过道旁那些不敢走的人。

2. 希望可能很虚妄，但有希望总比没希望强，所以总得努力努力。

3. 如果怎么做都没用，那么你是做还是不做呢？当然还是得做，因为只

有去做才有可能，不做就没可能。

4. 世间之事很多不在于你有没有能力做到，而在于你敢不敢想，如果你连想都不敢想，被自我怀疑控制，那你就是一个虚弱的人。

——摘自猫腻《将夜》

5. 这个世界有多大，取决于你认识的人，你每认识一个人，世界对你来说就会变大一些。

6. 每个人都可以把自己的命运握在自己手里，只要你相信你能做到。

7. 命运这种东西，生来就是要被踏于足下的，如果你还未有力量反抗它，只需怀着勇气等待。

——摘自江南《龙族》

受读者欢迎的玄幻类网络小说，正是因为其很好地满足了读者自我接纳的需求。"玄幻"一词是香港作家黄易最先使用的，用来描述自己"建立在玄想基础上的幻想小说"，其系列作品风行一时。后来该词几经衍化，词义已完全不同。当今网络流传的"玄幻小说"，大多属于"高度的幻想加上奇妙的构思"型小说，其设定的社会背景、人物形象、故事情节等主要因素，完全由作者根据自己的需要搭建。

大学是象牙塔，同时也是一个不成熟的小型社会。大学生已然明白家庭背景、教育背景产生的差异。对于没能及时调整好心态的人来说，在对比中心态失衡、陷入抑郁也时有发生。对于这一类学生来说，偏好于玄幻升级类的小说或会暂时有助于情绪的调节。

大学生依然在为梦想、为前途奋斗，学业是最主要的部分。但不同于高中时期的高压状态，大学生有了很大的空间和时间自由，部分大学生利用这种自由，或兼职、或考证、或参加社团活动来提升自身素质，为今后的就业做准备。但是在日益严峻的就业态势下，也有部分大学生对就业前景感到迷茫、目标不明确，这就容易产生抑郁情绪。尤其对做出了巨大努力却仍然无甚收获的部分大学生来说，他们容易陷入较低的自我评价中，总认为是自己不够好，没有能力应对周围的一切，产生抑郁情绪。而对于刚进入大学的低年级大学生来说，心理上也会产生一定的落差。这种落差，如若不能正确认识、及时调整，也会形成抑郁情绪，从而一味地认为是自己不够好，对自身有较低的自我评价，产生自卑感。一旦陷入这种抑郁情绪，就容易产生逃避的欲望，这种欲望与部分人认为自己处在绝境的想法有关。他们认为自己软弱无能，但所面临的任务沉重且艰巨，因此产生了从"无法解决"的问题中逃离的想法。

因为网络小说的"代入感"较强，缺乏社会经验的大学生群体在阅读时很容易将自己代入到玄幻小说作品主角身上。随着主角"打怪升级"，获得财富、权力、爱情、名声、功业等，不知不觉中仿佛这些都是自己的，获得了虚幻的满足，也就暂时忘却了现实生活中的烦恼，从身边僵硬的现实中解脱出来，从而激励自己战胜目前的困难，摆脱抑郁心理的困境。

《斗罗大陆》《将夜》与《斗破苍穹》等玄幻小说，都是抒写的少年梦想——"莫欺少年穷"。这些作品中的主人公一开始都是藉藉无名的普通人，甚至是比普通人更弱，但却通过他们的激情和勇敢，与压迫抗争，与命运抗争，一步步成长，修炼升级，最终功成业就，收获了爱情、名声、地位和财富。

《龙族》的主人公路明非是个没有父母陪伴，寄住在婶婶家的"衰小孩"，被婶婶当做一条狗，被朋友视作"废柴"，总是遇到危险跑得最快的那个。即便如此，他也有梦想、有渴望，期望自己变得强大，拥有能够拯救世界的超能力。一封录取通知书改变了他的命运，让他的梦想有机会成真。通往卡塞尔学院的门开了，漂亮师姐将他带入了一个新世界，在这里他以热血和命运抗争，付出了艰辛的努力，也获得了改变命运的能力。

"命运这种东西，生来就是要被踏于足下的"激情之言，加之主人公的热血成长，能给读者心灵注入能量，使他们从低落衰败情绪中缓解过来，再次燃起斗志。无论是努力后没有达到预期目标想要寻求间接满足，还是前后落差太大想要逃避现实，当代的青年大学生尤其是男性大学生都偏好于阅读玄幻小说，并从中获得能量与坚持下去的韧性。

人人心中都有正义的侠士之风，尤其是男性，都希望自己能够足够强大，强大到保护自己身边的人，甚至强大到拯救整个世界。现实中从弱小成长到强大的路是漫长的，途中的磕绊摔跤是难免的。而玄幻小说中主人公的成长速度惊人，在"主角光环"照耀下，成长途中的挫折磨难也能轻易化解。这类脱离现实、事实等规律等种种桎梏，作者随心所欲创作的玄幻小说，极大地满足了大学生渴望变得强大的内心梦想,而这种梦想又能促使他们在现实中肯定自己、砥砺前行。

三、盗墓、历史、推理、军事小说——引起读者兴趣，焕发新的活力

洛宁惊呼一声："是云母！"其余三人听她说什么云母，也不知道那是什么，但是听她语气很惊恐，以为是出了什么紧急状况，急忙把洛宁挡在身后，以最快的速度从背上摘下五六式半自动步枪，哗啦哗啦几下拉开枪栓，准备射击。洛宁奇道："你们做什么？"我一边持枪戒备一边问洛宁："什么母的公的？在哪？"洛宁说："不是动物，我是说这周围都是结晶体，云母和水晶通常生长在同一地层中，啊，果然也有水晶。"洛宁虽然主要负责的是地图测绘工作，但是经常同地质勘探队一起工作，对于地矿知识也知道不少，我们周围出现的像玻璃薄片一样的结晶体，是一种单斜晶系的结晶，只有在太古双质岩层中才能出现，河北的地下蕴藏量很大。但是这里的云母颜色极深，呈大六方柱形。品质远远超过内地所产，从云母颜色的深度这点上看，我们所处的位置已经深得难以想象了。

——摘自天下霸唱《鬼吹灯之精绝古城》

在做好了一切准备工作后，朱棣终于率领着他的五十万大军出塞远征，目标直指鞑靼！八年未经战阵的朱棣终于回到了战场，一切似乎都是那么的熟悉，在他看来，江南水乡的秀丽和宁静远远比不上北方草原的辽阔与豪迈。丝竹之音、轻柔吴语对他没有多少吸引力，万马嘶鸣、号角嘹亮才是他的最爱！这就是朱棣，一个沉迷于战场搏杀，陶醉于金戈铁马的朱棣，一个真正而彻底的战士。最后是明朝，他可算是这一切的始作俑者，特长就是煽风点火，北元是他打垮的，瓦剌是他扶持的，兀良哈三卫是他安置的，搞这么多动作，无非只有一个目的，分解元帝国的势力，让他永不翻身。大致情况就是这样，鞑靼

和瓦剌打得死去活来，兀良哈在一旁看热闹，明朝不断给双方加油，看到哪方占优势就上去打一拳维护比赛平衡。如果成吉思汗在天有灵，见到这些不肖子孙互相打来打去，昔日风光无限的蒙古帝国四分五裂，不知作何感想。

——摘自当年明月《明朝那些事儿》

很多事情，说它重要，只是因为我们赋予了它特殊的意义与感情。如果超脱其外，你会发现限量版的 zippo 永恒星并不比一块钱一只的塑料打火机更好用。人也是这样。被害人。刘建军、孟凡哲、张瑶，也许还有乔允平，都只是被害人。而我，是一个心理画像者。翻开手里的文件夹，照片上是张瑶永远不会醒来的脸。方木夹着香烟，一页页看下去。

凶手，男性。年龄在 30 岁至 40 岁之间，身高在 170 — 175 之间。身体壮硕，动作敏捷，习惯手为右手。头脑聪明，心计颇深，知识面广，接受过良好的高等教育。童年时父母管教严厉但有节制，早期事业顺利，养成了自负和争强好胜的性格。性情自律、严谨。家境富裕，平日衣着整洁，注意仪表，社交能力强，可能与他人同居。熟练掌握驾驶技术，自己也许有车，并且车况良好。从事过教育业或者相关行业，熟悉 J 大周边环境，也许曾在 J 大任教。精通犯罪学和犯罪心理学，但对于生理医学方面的知识，例如解剖学可能一知半解。

案发后，凶手的心理随着案情发展产生了变化。也许他的最初动机只是证明自己在某方面的能力与天赋。那么，一方面，由于警方的无能为力，甚至是错误的判断使他的自负心理得到了进一步深化；另一方面，他也许对自身的心理变化有所察觉，甚至是抗拒。例如可能会改变同居状态。对自己的犯罪行为产生厌恶感，由此可能导致某些行为不能，例如正常的性交行为（这一点，从他没有对张瑶进行性侵害就能够洞悉一二）。

另外，凶手与乔允平教授相识，并且对方木极为熟悉与了解。

——摘自雷米《心理罪之画像》

正当我们大家笑的开心的时候，我心底突然冒起一道寒意，刚冲出嘴的笑声戛然而止，战场培养出的直觉告诉我，附近有人对我们有敌意。同时停止笑声的还有其它狼群的佣兵，只有那些普通保全仍不知死活的高兴着。

我慢慢的转过身在人群中搜索，寻找任何有嫌疑的家伙。眼前的人群中的面孔一个个的从眼中筛过，并没有可疑的迹象，直到我的视线在一个男人的脸上停住，因为他也在猥亵地笑，可是笑容很怪，虽然眼神是在店内的女店员身上巡视，可是那眼神并不是饱含性的热切，而是一种带有厌恶和嫌弃的感觉，虽然他只撇了站在店外角落处的保全一眼，但那种眼神非常犀利，犀利得像刀锋一样令人冷的毛骨悚然。

我目光没有停在他身上，仍把其他人都飞速扫了一遍确认排除后，才把眼光又对准那个家伙身上，他长的挺帅头发染的淡棕色，看上去只有25岁上下，177公分左右，带个金丝眼镜，穿着一件白色短袖衫衣，露出的胳膊肌肉纠结，肩部三角肌极为发达，隔着衫衣都能看到突起的纹路，拇指内侧有片三角形的茧子，只有强健的三角肌才能保证射击时稳定的操控性，而那种独特的茧子是握步枪射击时强烈的后座力磨出来的，这些都是一个用枪高手才有的特征。唯一让我不确定他是达芬奇的一点就是，他如果是一个顶级高手，怎么会这么不小心把这种漏洞曝光，这不是分明告诉我们，他来了！

"9点种方向，白种男子，白色短袖上衣，金丝眼镜。"我没有张口用喉节震动麦克风告诉其他队员我的发现。话刚说完那个家伙无意中一抬头，正对上我的目光，发现我盯着他的时候，大吃一惊。本能的手就向腰里摸了过去。

看到他的动作后，我想都没想直接从边上公子哥的后腰枪套里拔出了他的备用枪小P7，隔着玻璃对他就是三枪，子弹准确的命中那家伙的手臂和肩膀，带起一溜血花把他掀翻在地，这时候面前的橱窗玻璃才"哗啦！"一声碎成粉末散落地面。枪声一起，商场内顿时乱成了一片，惊叫声，混乱的脚步声，橱窗玻璃被挤破的动静不绝于耳。

——摘自刺血《狼群》

盗墓、历史、推理、军事类网络小说因其所构建世界的神秘性，在一定程度上也可以引起读者的兴趣。部分优秀作者或有相关知识背景，或了解查阅相关文献后进行创作，在作品中构建了一个读者知之甚少，难以触碰的世界，引起了读者的无限好奇。

《鬼吹灯》作为盗墓类小说的开山鼻祖，第一次将盗墓这一神秘社会现象的文化考察加之自己的想象，以小说的形式连载在网络上。作者不仅仅描述了盗墓这个行为本身，还有所盗之墓的地理位置、当地的民俗习惯等，可以说盗墓小说的作者必须要有大量的知识储备，包括历史、军事、考古、动植物学甚至地质学等各方面知识。作者以强大的想象力将这些知识储备加入到盗墓行为中，描写我们从未见过的神秘现象，很好地满足了读者的猎奇心理。天下霸唱的盗墓小说《鬼吹灯之精绝古城》中有段关于云母的描写，将地质知识与盗墓结合起来，能使读者身临其境，甚至能引起读者对于地质、考古的兴趣。

再来说有关历史的网络小说（这里的历史类网络小说并不是将故事背景设定在历史上某个朝代，而是带有作者主观意愿的小说）。其中最经典的莫过于《明朝那些事儿》了，作家本人将其称为是《明札记》。该书主要内容涵盖了 1344 年到 1644 年间明朝的一些事情，作者用诙谐幽默的语言对相关事件、各色人物以及他们的心理展开描写来进行小说创作。如文中关于明成祖对北方的经营描写，以朱棣北征为基础，加入明成祖的心理描写以及作者个人对人物的评价，用幽默通俗的语言将这场战争的胜负双方以及所使用的策略清晰的呈现给了读者。尤其是最后一句"在天之灵、不肖子孙"的形容，将作者对于当时蒙古族内部不团结和明成祖能够获得这场战争胜利的主要原因进行了阐明。相较于严肃的正史读物，这种以小说笔法讲述历史，其中也不乏作者留下的某些理性思索，读起来确实更加轻松。

近几年颇受大学生关注的还有犯罪心理小说。犯罪心理在国内是相对冷门的题材，无论是电视剧还是以往的小说，更多讲述的是传统刑侦技术，而从国外引进的犯罪心理推理技术目前还没有普及，普通人难以接触到。网络小说由于其写作的自由性，加上创作人员以自己的专业知识背景为依托进行创作，可以将专业知识通过小说加工呈现给读者一个完全不了解但又很新奇的世界。如《心理罪》系列推理小说的作者雷米，现实中的身份是刑警学院的老师，在创作《心理罪》系列时，除了把自己擅长领域的专业知识融入小说之中，当剧情发展需要用到其他专业知识时，作者还会去请教同事，甚至去旁听其他课程。在这种涉及专业领域的网络小说中，当创作者本人有"业内人士"身份加持的时候，其作品能将艺术与真实相结合，读者往往会产生更加新奇与刺激的感觉，甚至有读者看完之后，对犯罪心理学产生了浓厚的兴趣，也想要学习相关的专业知识。

作家海明威曾感叹："战争是文学中最重大的主题之一，当然也是最难真实描绘的。"即使在和平时期，人类不再经历战争之苦，但并不妨碍青年大学生骨子里对军人的崇拜与景仰。军事小说排行榜排名第一的《狼群》，就是一部描写海外特种作战部队雇佣军"狼群"传奇生活的小说。大多数男性大学生偏好于这一类小说的缘故，在于故事融入了军事、武侠、言情、谍战、反恐、灵异、商战等多种元素，貌似荒诞不经，却又唤起了每个热血青年的激情与梦想，情节离奇又与现实世界相呼应，代入感强。

四、青春小说——缅怀青春，获得审美愉悦

1. 他带着背后的岁月，呼啸而来。像一场七年前的洪汛，越过一整个青春，时至今日终于漫到我的眼前。

2. 但是很多我们以为是最坏的日子，回头来看也许反而是最好的日子。只是坏日子里面的苦难消磨了很多可贵的温柔，轻松的好日子来临时，我们却没有多余的勇气了。

3. 这个世界太复杂了，那么多的活法，我们却总要褒奖某几种，贬低另外几种。可是仔细想想，到底怎样才是对的？谁知道。我们只有活过一遍之后才会明白，可是那时候剩下的感觉只有一种，名叫后悔。

4. 我的相机好像是上帝的眼睛。我们在人间庸庸碌碌，只看得到自己周围的一亩三分地，它却能站在高处捕捉到所有人转瞬即逝的微妙瞬间，然后让那些背后的故事露出一掉细细的尾巴。可是我抓不住。

——摘自八月长安《最好的我们》

5. 规矩是一种最容易被破坏的东西，不遵守规矩会带来额外的利益，利益不均又导致因为不公平而产生的愤懑，对于公平的追求恰恰又会打破平衡，最终被踩得一地渣滓的，就是形同虚设的规矩。

——摘自八月长安《暗恋》

6. 江南的丝丝小雨一直漫天飘洒着，湿润了古老的小城，湿润了魂萦梦绕的沈园，湿润了这双爱恋你的眼睛。

在沈园的烟雨中，我被你远远的牵引着，我看到了，我看到用八百年凝结成的眼泪淹没了江南烟雨里那缠绵幽怨的爱情，我看到了那个活在宋词里温婉的女子款款而来，我看到那个"美人终作土"的哀怨佳人从八百年不堪的幽梦中翩然而至。

"滴下钗头多少泪，沈家园里草犹悲。"春如旧，人空瘦，垂柳轻拂下的那一泓碧水已不再清澈，绿荫婆娑里的青青竹林没有了生机。此刻，我多想用漫天的柳絮轻拂你的脸颊，多想在空蒙烟雨中为你低吟浅唱，多想带你沿着曲幽的小径追寻往日琴瑟相和的日子！

"伤心桥下春波绿，疑是惊鸿照影来。"断墙残垣，千古绝唱，一首挽歌唱了八百年，沈园的雨落了八百年，沈园的柳絮飘了八百年。那个活在宋词中的可人儿，八百年来，我在遥遥相望里见证着你的爱情；八百年的等待中，我常常仰望苍天为你的痴情落泪。唐婉你知道吗？在这个沈家园子里，我暗恋了你八百年。你相信轮回吗？如果信你就做一棵沈园的柳树，让我们相伴好吗？因为我不单单只会用诗词铺成通向你幸福的小径，我要用我的绿荫为你遮挡世俗的风雨；我不会只选择忠孝让爱情空化作幽怨的泪水，我要用葫芦池畔的一泓春水滋润你的生命。

——摘自网文《暗恋唐婉八百年》

有研究表明，父母和子女的关系与大学生抑郁密切相关。无论是父母对子女不甚关心还是对子女"面面俱到"的关心，都不利于个体情绪的健康[134]。

网络小说既包含了多种题材可供选择，同时又价格低廉（公众章节免费阅读，VIP 章节订阅价格一般为每千字 3~5 分钱），获得了部分大学生的青睐，他们可以自由选择自己喜爱的题材，喜爱的作品去阅读。对于部分由于父母关心不够，性格又较为内向的大学生来说，网络小说还提供了一个交友的平台。

在网络文学网站中，围绕作者与作品，往往会形成虚拟的网络社群。相同阅读偏好的读者聚集在一起，针对故事情节或内容展开讨论，发现有人跟自己的想法契合时，就会感觉找到了志趣相投的朋友，从而获得心灵上的归属感。

有的读者为了获得喜爱网络文学作品的书友粉丝等级和荣誉称号，而不断充值或打赏，有的基于对所在虚拟社群的强烈归属感和荣誉感，以高额打赏和鼓动月票投送的方式来提高所支持作品的排名。事实上这些行为展现的是在现实中没有从父母或朋友那里获得关注的替代与补偿。这种因生理或心理上的缺陷，在感到不适时，企图用各种方法来弥补、减轻不适感的行为，常常由"补偿心理"引发。这种心理不适可能是生理上的缺陷与不足，也可能是自己的主观认识和想象。补偿是一种潜意识的机制。如一个自惭形秽的人可一反往常，变为好斗，富于攻击性、自高自大，"你看不起我，我还不愿意理你呢！"这就是过分的补偿，是指个体利用某种方法来弥补其生理或心理上的缺陷，从而掩盖自己的自卑感和不安全感。网络文学不仅可以起到对现实的补偿作用，还可起到同一化作用，这种潜意识的机制，使一个人力图把自己变得跟他人相似，模仿可满足他们内心的某些欲望或适应某些情境。不恰当的同一化则会导致病态，如网络文学中常见的"主角光环"。

部分文笔优美、情节饱满、人物形象丰富立体的网络小说，能带给读者愉悦的审美体验。读者在阅读的过程中，通过体验、玩味等复杂心理活动，将文学作品再现为头脑中的意象。同时，还会利用自身的审美感观将文学作品形象体系创造性地呈现，进行独特的艺术想象。通过这种意象和艺术想象的再创作过程，实现愉悦的审美体验。

心灵上的审美愉悦能消耗掉读者的负面情绪，带来心理上的积极反应。八月长安作为新一代青春小说的代表人物之一，她以自己高中母校为原型创作的振华系列青春小说颇受大学生的欢迎。这一系列小说讲述的都是中学时代的故事，关于成长、暗恋、友情、亲情和叛逆。读者在阅读这些青春小说时，即将自己代入小说的情境中，去感受和回忆自己的高中时代，同时又依据自己的真实情况加入幻想，通过这种艺术想象再创作的方式，使审美愉悦达到高峰。

《暗恋唐婉八百年》的作者，将自己想象成一棵柳树，多年的爱慕却只能见证着女子与他人的爱恨纠葛。这种悲伤的情绪可以和抑郁者的低落情绪产生共鸣，达到心灵和情绪的平衡。同时读者在审美的引导下进入文学艺术作品的假定性世界，与文学作品相互交融，产生强烈的艺术共鸣和美感体验。最终读者在充分品味作品的感性特征后，不经过任何形式的抽象思维和概念过程而直接领悟到艺术形象的内蕴意义，出现自我遗忘、与对象合而为一的现象，达到审美的境界。

通常大学生都有这样的生活体验，当我们为了学业、为了社团活动付出了相当的代价，而没能得到预期的回报，甚至有时不仅得不到回报，反而受到了误解和不公正的待遇，这时往往感到失望、愤懑，郁郁寡欢。如果这个时候及时通过文学创作或阅读的方式进行干预，我们会顺着情节的发展追随主人公走完他的心路历程，会随他一起彷徨、思考、忍受、抗争，同时还会以旁观者的角度去思考问题产生的根源，怨其执着、怒其贪婪，最后豁然开朗：人生原本就是简单的来，又简单的去，何必背负那么多的负担，不如就此抛开束缚，心境得以平和。

五、自由创作——获得爱与归属感

没想到林雨翔天生——应该是后天因素居多——对书没有好感，博大地也想留给后代享用，他下意识里替后代十分着想。书就好比女人，一个人拿到一本新书，翻阅时自会有见到一个处女一样怜香惜玉的好感，因为至少这本书里的内容他是第一个读到的；反之，旧书在手，就像娶个再婚女人，春色半老红颜半损，翻了也没兴趣——因为他所读的内容别人早已读过好多遍，断无新鲜可言。林雨翔竭力保留书的新鲜，弄不好后代困难时这些书还可以当新书卖呢。林父的眼光只停留在儿子身上，没能深邃到孙子的地步，天天死令林雨翔读书，而且是读好书。《红楼梦》里女人太多，怕儿子过早对女人起研究兴趣，所以列为禁书；所幸《水浒传》里有一百零五个男人，占据绝对优势，就算有女人出现也成不了气候，故没被禁掉，但里面的对话中要删去一些内容，如"鸟"就不能出现，有"鸟"之处一概涂黑，引得《水浒传》里"千山鸟飞绝"，无奈《水浒传》里鸟太多，林父工作量太大，况且生物学告诉我们，一样动物的灭绝是需要一段时间的，所以林父百密一疏，不经意留下几只漏网之鸟，事后发现，头皮都麻了，还好弭患及时，没造成影响。

林父才疏，只识其一不识其二，把老舍《四世同堂》里的"屄"错放了过去。一天偶查字典，找到"屄"字，大吃一惊，想老舍的文章用词深奥，不适合给小雨翔看，思来想去，还是古文最好。

然而古文也难免有这类文字。堂堂《史记》，该够正经了，可司马迁著它时受过宫刑，对自己所缺少的充满向往，公然在《史记》里记载"大阴人"大生殖器的人，这书该禁。《战国策》也厄运难逃，有"以其髀加妾之身"的描写，也遭了禁。林父挑书像拣青菜，中国丰富灿烂的文献史料，在他手里死伤大片。最后挑到几本没瑕疵的让林雨翔背。林雨翔对古文深恶痛绝，迫于父亲的威严，不得不背什么"人皆有所不忍，达之于其所忍，仁也；人皆有所不为，达之于其所为，义也"，简单一点的像"无古无今，无始无终"。背了一年多，记熟了几百条哲理，已具备了思想家的理论，只差年龄还缺。

——摘自韩寒《三重门》

抑郁情绪是当事人患病期间特有的对于痛苦的体会。但令人惊奇的是，由于患者特有的忧郁性格也能产生许多创造性的作品。米哈伊尔·巴枯宁曾说："对于毁灭的热情同样也是一种创造的热情。"

抑郁者在某个特定领域失败后，往往伴有长时间的情绪低落、兴趣减退、精力丧失等表现，个人信念也常因失败而减弱，从而使个体陷入自我否定当中，如"生活没有价值""我什么都做不好"等，引发抑郁心境，自我价值感低，自我怀疑，又渴望他人的认可，过分敏感别人的评价，极其害怕失败。因此，在现实世界中不敢轻易去尝试，也不主动交往朋友，这使得他们缺乏归属感与价值认同感。

　　在网络文学创作中，作者可以自由的与其他人互动，交流心得，发表观点，争论争辩，这些都很容易让他们获得某种"集体归属感"，让他们感到自身不再是孤独的，是有所依靠的，是真正融入社会圈子的。自己不再是毫无所依的个体，而是有属于自己的"群体"，即获得了归属感与价值感。网络小说中有不少没有更新完的作品，仍然有粉丝会在评论中表达自己的想法，或者提醒作者更新，甚至会有粉丝进行续写。对于部分不会处理人际关系，缺乏爱与归属感的大学生来说，这是一个获得爱与归属感的途径。正如当代作家史铁生所言："人不能没有爱，尤其不能没有所爱。不能被爱固然可怕，但如果你爱的本能无以寄托就更可怕。假如不能被爱是一条黑暗的小路，燃着爱的心还可以照耀着你前行，但倘若全无所爱，便如那绵绵的秋雨，把你的生活打的僵冷。"

　　网络这样一个虚拟的世界，为大学生宣泄情绪提供了便捷的途径，取一个自己喜爱的笔名，然后就可以通过网络进行写作，以自己在现实中的悲伤、郁闷为题材，加以想象、虚构，尽情表达，形成作品，然后在网络平台上发表。

　　韩寒的《三重门》最先以网络小说的形式发表。小说用少年林雨翔的视角，描绘了一个高中生的生活状态，揭示了现实中的家庭关系、师生关系、同学关系间的矛盾，提出学生式的思考和困惑，也展示出学生式的期待和梦想。韩寒在创作这部小说的时候正是个高中生，很难说主角林雨翔的困惑、梦想以及面对问题时的纠结、郁闷没有他本人的困惑、矛盾投射其中，甚至有读者认为韩寒是想借这部小说来抨击中国的应试教育制度，因为他本人是个喜爱文学而数学极差的偏科生，小说主人公生活的小镇里唯一一所中学也是重理轻文，且主人公也是个文科强理科弱的少年，种种巧合都表明，作品中或多或少都宣泄着作者本人的矛盾、困惑、甚至不满。

　　晋江、起点等网站发文操作简单、不设门槛。只需要在网站登录注册申请成为作者就可以开始写作。网络文学的低门槛为创作者提供了一个不被外人所知晓的方式，去表露出内心的情绪以及一些对于自我相当敏感而隐晦的事件，且不用担心被指责、被嘲讽以及被疏远。这种不可替代的优势，使大学生更愿意将现实中自身的创伤、悲观、郁闷，通过小说加工的方式，宣泄其中。

　　网络的隐蔽性也为个体提供了一定的保护屏。隔着屏幕与键盘，即使创作出的作品并没有收获大量读者的认同和赞赏，但关闭评论、断掉网络就可以避开别人的不善言语。网络文学不同于其他创作形式之处就在于作者和读者至少勇敢的迈出了一步，尽情地表达了自己的想法。

网络文学创作和阅读的方式，突破了社会对个体情绪宣泄的限制，同时解除了内心的防御，让人可以转变消极理念，消解负面情绪，正确地处理外界压力。情绪的真正来源大多是个人内心的信念。一般来说，正常人都具有基本的情绪管理能力，能够适当控制情绪，做情绪的主导者。此外，网络小说的开放性给予了每个人自由表达自己的平台和途径，没有编辑，没有出版商，人人都可以成为写手，人人都可以拥有读者和粉丝。佳作发表，收获越来越多读者的认同和粉丝的喜爱，收获他人善意的、积极的评价，将有助于增强当事人的自信以及对自我价值的积极认同，减少消极的、低自尊的想法。

六、草根文学崛起——满足现实中的欲望

看着镜子里的那张面孔，我认不出自己。公司的事情可以先放在一旁，我还要上网。网络就是我最后的家园，在离开家乡的北京，在毕业4年后的今日，我还能每天冲公司那些小妞们笑笑，就是因为这个网。和kisser有个约会，网上的约会。时间就要到了，我他妈的还没吃饭。老板是个典型的资产阶级，把我剥削的只剩一张皮了。最可恨的就是把我痛苦的权利也都剥夺了，只给我留下忍耐和麻木。傻丫的早晚做了他！

不吃了。有点成心糟蹋自己，看镜子就烦，哪里还有什么人样！

kisser是我第26个比较固定聊天的朋友。说朋友都是屁话。谁拿它当回事？上大学时曾经迷过一段跳舞，疯狂的时候，几乎和所有学院的舞厅的女孩都共过舞，那又怎么样？还不是该嫁谁嫁谁，该被谁睡被谁睡，舞伴就是一个伴儿！换你也换我，只有结束时一个人拖着影子回家才是最真实的。和kisser，我扮演的是一个变态狂的角色。否则，我真觉得聊天没什么意思。话都说尽了。就那么多的思想和往事，为了维持谈话，就只有编。好像是从第18个聊伴开始，就不由自主的演戏了。什么人都装过。

在一间小门脸的饭馆坐下，要了几个菜，要了六瓶啤酒。我的意思是自

己喝四瓶，她要不行我把那两瓶也捎带着顺下去。结果可能太累了，才喝了一瓶就开始打晃。勾子瞅着我乐，也不怎么吃菜，几下把两瓶就倒下去了，还很歉意的说：先漱漱口。看她喝到第四瓶，我死活不让她喝了。结果她非和我夺瓶子，最后就放声大哭起来。

　　路灯凄凉，北京夜晚街上人总是很少。勾子坐在后面，趴在我背上哭哭啼啼，一间音像门市还没收摊，放着一只小提琴的曲子，在整条街上哑哑的吟唱。拐到一间迪厅门口，勾子喊起来：停！停！下去蹦！于是把车子锁好，抬头，她已经拿了两张票冲我招手。一起进去，绕过几个走廊，钻进一个门，铺天盖地的声浪就震起来。我是一听见节奏感强的音乐就收不住腿的人，当下和勾子就挤进去，连扭带蹦的狂到了一起。

　　老板拍着我肩膀说："这几天你先替我把摊儿盯着点儿。回来再说，亏待不了你。我已经给别人说好了，你说了算。"我急忙摇头推辞，暗骂自己怎么净给别人擦屎屁股，我他妈的整个一雷锋叔叔！老板盯着我眼睛说："这是给我帮忙的好事，你小子别不识抬举。"我和他对视了一会，还是底气不足，就只好点点头。我再向公司骑去的时候，不知该喜该悲，跃跃欲试又忧心忡忡。

　　公司里面一片狼藉，刚进了一批货，老板吆喝牲口一样让我们歇车。我他妈的平常肯定给他消极怠工，出气不出力。今天不知怎么了，看着只有那些不会说话的机器亲切。撒开膀子给他卖命，让自己在劳累中什么都不想，就是跟牲口一样的埋头苦干。我不就是一个牲口吗？我从小就是工人领导阶级的接班人，长大了成了受压迫受剥削的劳苦大众。究竟是谁抛弃了我？谁欺骗了我？我去找谁要个说法？回到窝里，已经累的不想再动一下了。

　　我独自在阳光和阴影的街上踽踽而行。我穿过了大街小巷，走不到我想去的终点。我回忆往事，往事也把我慢慢浇灌。我看见鸽子在城市的上空徘徊，听见长笛的呜咽荡气回肠。我们互相成为过客，互相成为曾经喧嚣一时又漠然而去的过客！我们付出着索取着热闹了一场终究还是一无所有。只是青春挥霍一空，生命过早衰竭，爱情日渐荒芜。我想着所有的经历和感触，想着未来的召唤和期待。

　　　　　　——摘自刑育森连载于天涯论坛的小说《活得像个人样》

网络小说不仅可以宣泄表达情感，还可以在其中"做白日梦"来满足现实中难以获得的成就。将现实中难以满足的欲望，没有得到赏识的才华，通过小说创作表达寄托在作品主人公身上，将现实中想要却没有得到的东西通通给予主人公，通过主人公的经历与获得，来替代现实中的获得与满足。

"草根群体"的崛起得益于此，通过小人物的成长逆袭来满足现实中渴望却没有实现的愿望。网络文学功利型的创作目标主要表现为：实现自我价值，获取名声财富，赢得心仪爱情等。在网络小说中创造一个完全与自身不同的"自我"，这个"自我"可以是现实中"实我"所希望的样子，也可以在文字的时空中创造一个与"实我"相反的"自我"，然后通过小说描写的经历，让其获得成功或者得到救赎，重新创作出一份感人的生命故事。创作主体的自我意识在网络小说中得到充分展现。他们往往通过创作实践活动表现出强烈的自我意识状态。因为网络文学的随意性和自由性，让自我意识在这一高度自由的虚拟空间里，重塑被日常生活、社会角色所压抑限制的自我。

如著名网络作家邢育森连载于天涯论坛的小说《活得像个人样》，以一种喃喃自语的语言风格讲述生活中遇到的平常事件。没有波澜壮阔，没有轰轰烈烈，就是通过写日常的点点滴滴来宣泄被社会环境所压抑的那部分自我。"我"（天灰）是一个从事朝阳产业的 IT 青年，却活得不像个人样。这像极了在现实生活中被重重重压下挣扎的每一个平凡普通人，除了社会的竞争、生活的紧张、时代的物欲、现实的残酷，还有精神层面的严重自我缺失。为此，"我"（天灰）在醉生梦死的狂欢中宣泄痛苦，但一次又一次的情爱和情感波折，带来的是更为痛苦、更为悲怆的孤独与破碎。最后，"我"走进医院，看过了众多"生与死"的挣扎，终于在人生经历和人生体验中，寻回失落已久的精神自我，使"我"的自我意识得以愈合。可以说，这部作品是主角的自我诉说，也是作者的自我疗愈，他在一次次角色与阴影的整合治疗过程中完成了自我的救赎。

富有想象力的作品往往给予我们实际享受，解除来自我们内心的精神紧张。文学本身就是个体本能欲望的替代性满足，而对于文学艺术的审美需求，能让人产生更深刻的幸福感、宁静感以及内心生活的丰富感，使人朝着更健康的人格发展。

网络小说的创作和阅读，还有一个与传统的不同之处，它不要求读者对作品进行抽象思考，也不要求进行逻辑性和科学性的推理。而读者只需玩味、陶醉其中，就能获得审美快感、释放压力[135]。

七、网络文学的局限性

网络文学空前兴盛的同时，也显现出其极大的局限性。如网络小说读物的时间成本高，许多大学生对一些网络写手的作品"出版必看，每期必跟"，久而久之，心理状况就随着阅读的作品的导向而变化。这无疑是网络"读瘾"。这种网络"读瘾"与"网瘾"极其类似，且有过之而无不及。患上网络小说"读瘾"的大学生，不仅长时间坐在电脑前或是抱着手机，且日常生活的喜怒哀乐也深受网络文学作品的影响，更有甚者沉迷于网络文学作品的情节中，逐渐脱离社会，脱离现实生活。

加之网络文学很大的一部分是"草根群体"的创作与阅读，这就导致部分创作者，把来源于生活的文学创作完全等同于了主观的臆想与纯粹的虚构。读者将现实中不能得到满足的关系需求与成就感寄托在完全虚构、臆想的网络作品中来得到暂时的满足。然而一部作品总有完结的那一天，阅读过程中情绪得到的暂时缓解，也随着作品完结而瞬间消失，现实中存在的问题并没有得到解决，一番热闹与精彩的"人生"后，更大的孤寂感与挫败感可能会袭来，甚至会产生"热闹是她们的，我什么也没有"的强烈对比。

若大学生读者完全将网络文学当作庇难所，一味地沉溺在网络小说所创造的虚幻世界中，不去思考解决生活中的现实问题，获得的满足感将如泡沫一戳就破。问题得不到解决，就会选择逃避，逃避仍然解决不了问题，形成一个恶性循环，抑郁情绪由此产生。此外，一味沉溺在网络文学的虚假关系里，缺少与现实中朋友、亲人的沟通，人际交往能力逐渐退化，人际关系也越来越淡薄，当遇到困惑的时候，没有可以帮助自己的朋友，也没有可以倾诉的听众。

相对于传统文学，网络文学呈无序化和低门槛状态。作品中所宣扬的思想也都带有作者很强的主观性，有些低劣的作品极易误导大学生的人生观和价值观。如某些网络小说中的拜金、暴力、色情元素会对读者的价值取向产生错误的引导，还有当前愈演愈烈的"网络暴力"，肆意用语言伤害他人、损害他人身心健康，这些应该引起文化监督管理及立法部门的高度重视，否则将产生非常严重的后果。

有的作者在虚拟的创作中，为了使读者阅读时体验到所谓的愉悦感，往往逾越了艺术和道德的底线，宣扬过多的暴力等不良情节。玄幻、修仙、言情等网络小说中，"复仇"或"正义"模式下的主人公会对刻意塑造的"恶人"一方，实施血腥的杀戮与惩罚，僭越道德的尺度，无视法律的存在与权威；"升级"或"称霸"进程中获胜的强者，往往对妨碍"晋级"的弱者进行无情地掳掠与屠杀，没有生命平等的意识；就算是本应带有浪漫气质的"英雄救美"场景，也多为烘托主人公一方的优势，而对陪衬的角色进行愤怒的宣泄和过度的惩罚，还有部分作品中，充斥着暴力情节，以这些描写作为卖点，不顾道德和人道底线。这些对大学生群体的世界观、价值观以及道德观将会产生十分恶劣影响的不当情节，往往超越了逻辑的需求，只是为刺激而暴力，为发泄而暴力，为卖点而暴力，这些都亟需相关监管部门对网络文学进行规范和治理。

此外，言情小说常见的霸道总裁与灰姑娘的身份设定，与大多数现实严重背离，尤其容易让女性读者产生不用努力学习、不必努力工作，只需等着霸道总裁爱上自己，然后就可以收获金钱与爱情的不切实际的幻想。这一类小说对读者爱情观的塑造以及择偶的标准产生负面影响，甚至会让读者向拜金主义趋近。特别是某些网络小说曲解现实，故意将客观的事实加以歪曲，扭曲大学生的三观。曲解虽然是一种基本的防御反应方式，但过度采用这种防御机制反而会带来严重的精神和身体伤害。

总的来说，如果仅为了休闲、缓解低落情绪、逃避现实束缚，网络小说可以为我们提供一个暂时的"庇护所"。但另一方面，我们也不能忽视网络小说开放性所致的质量参差不齐。大学生在选择网络作品的时候要有辨别能力，尽可能选择那些相对优秀的的作品，通过阅读，可以从中获得正能量，增强信心，满足一些短暂的心理需要。但是短暂的逃避之后，更重要的是回到现实，积极寻找现实中问题的解决措施，只一味的沉溺在网络文学所构建的虚拟世界中，用虚拟的关系或成就来替代现实的需要，麻醉和欺骗自己，长期逃避现实，这是不可取的。

·结 语·

　　人类最伟大之处就在于语言，语言不仅是一种表达的工具，还是思想和意识的记录方式。语言具有神奇的魔力，可以影响人的情绪、生理以及免疫能力，所以我们不能忽视语言在疾病治疗和生命活动中的作用。文学艺术治疗体现了语言对人的现实关怀和对生命的执着与热情。所以，诵读诗歌能改善心理和情绪状态，阅读小说能提升认识，观赏电影能开拓思维，欣赏动漫可以获得审美享受，以此获得治疗心身疾病的效果。

　　叙事治疗如此，表达性书写亦如此，医学叙事更是如此。病人生活在现实世界，受到社会的全部影响，而病人的精神情感世界，则更多由病人心理因素决定。医生和病人在交流时，由于角色差异，医生希望病人语言尽可能简洁清晰、能概括病痛重点；而病人则更愿意向医生倾诉痛苦感受，渴望对话，渴望理解。因此，医生需要学习倾听当事人的诉说，关注疾病背后的生命故事。

　　随着社会的进步与发展，大学生学业与就业压力越来越大，加之家庭因素、负面生活事件等的影响，感受到的抑郁情绪越来越多。即使发展为抑郁症，也不必颓丧和恐惧。因为抑郁并不可怕，是完全能够缓解和治愈的。从另一方面来说，无数的事实证明，抑郁很可能表明你是一个有意识、有想法、有抱负的人，它甚至能创造性地激发你解决现实问题的能力，加深对自我的理解和进行正确的自我定位。这起码比那种无所事事、得过且过，浑浑噩噩混日子的生活更有价值。

语言作为人类认识、解读自身和世界的符号，人类依赖语言来确定自己，并借助它与世界和他人相互沟通，建立联系，理解生命的意义。因此，通过语言，我们可以更好地理解自己和世界，突出人类的智慧，表现个体不甘屈从于历史习惯的气质与个性；也可以通过语言，面对宇宙的恢弘阔大，找到顺从于客观世界的美学追求和艺术理想，实现"天人合一"的"意会"境界。

倾听他人的倾诉，倾诉自我的理解，重写生命的对话，尊重病人对于疾病的叙事，可以说是现代医学从生理—心理—社会的角度对人的心灵和肉体疾病的最好治愈方式之一。正如克鲁多医生所说：有时去治愈，常常去帮助，总是去安慰（To cure sometimes, to relieve often, to comfort always）。语言就如医生一般饱含同情，对人类的心灵起到疗愈的作用。

特以此作为本书的结束之语。

·参考文献·

［1］Üstün T B, Ayuso-Mateos J L, Chatterji S, et al. Global burden of depressive disorders in the year 2000 ［J］. Br J Psychiatry, 2004, 184: 386-392.

［2］Holden C. Mental health. Global survey examines impact of depression ［J］. Science, 2000, 288(5463): 39-40.

［3］周学东, 陈兴宝. 抑郁症经济负担研究进展［J］. 上海医药, 2006, 27(12): 539-541.

［4］房茂胜, 翟金国, 赵靖平, 等. 抑郁症患者的家庭负担和家庭功能评价［J］. 中华行为医学与脑科学杂志, 2009, 18(2): 100-102.

［5］卢世臣, 李传平, 张淑爱. 抑郁症患者家庭功能和家庭成员生活质量的调查［J］. 中华现代护理杂志, 2011, 17(28): 3386-3388.

［6］尹营营, 袁勇贵. 抑郁症的遗传学研究进展［J］. 临床精神医学杂志, 2014, 24(4): 277-278.

［7］叶庆红, 陈志斌, 唐锴. 大学生抑郁发作流行病学调查及干预现状［J］. 临床心身疾病杂志, 2012, 18(1): 2-3.

［8］Ibrahim A K, Kelly S J, Adams C E, et al. A systematic review of studies of depression prevalence in university students ［J］. J Psychiatr Res, 2013, 47(3): 391-400.

［9］Gonzalez O, Berry J T, McKnight-Eily L R, et al. Current depression among adults—United States, 2006 and 2008［N］. Mmwr Morbidity & Mortality Weekly Report, 2010, 59: 1229-1235.

［10］鲁迅. 鲁迅全集——集外集拾遗补编·《绛洞花主》小引［M］. 北京：人民文学出版社, 1983: 179.

［11］王本朝. 20 世纪中国文学与基督教文化［M］. 合肥：安徽出版社, 2000: 13.

［12］佚名. 林肯剪报治疗抑郁症［J］. 新闻世界（健康生活）, 2007, 9: 17.

［13］莉迪亚·康，内特·彼得森. 荒诞医学史［M］. 南昌：江西科学技术出版社, 2018: 9.

［14］鹤平. 名人与抑郁症［J］. 祝您健康, 2003, 11: 50-51.

［15］朱娟霞，马晓健. 生理学［M］. 西安：世界图书出版社, 2016: 216.

［16］郝伟，陆林. 精神病学［M］. 北京：人民卫生出版社, 2018: 109.

［17］龙祖胜. 贾平凹和肝说悄悄话［J］. 半月选读, 2009, 17: 58-59.

［18］毛鸽，范煜辉. 从癫痫症看陀思妥耶夫斯基的小说创作［J］. 齐齐哈尔大学学报 (哲学社会科学版), 2004, 4: 64-66.

［19］列夫·托尔斯泰：西方文论选（下）［M］. 李奉栖，张云胥，译. 重庆：重庆大学出版社, 2011: 434.

［20］西格蒙德·弗洛伊德. 弗洛伊德论美文选［M］. 张唤民，译. 上海：知识出版社, 1987: 9.

［21］上海古籍出版社. 全唐诗 (上)［M］. 上海：上海古籍出版社, 1986: 273-274.

［22］施铁如. 后现代思潮与叙事心理学［J］. 南京师大学报（社会科学版）, 2003, 2: 89-94.

［23］高燕. 叙事辅导法理论与实践研究［J］. 心理技术与应用, 2015(6): 46-50.

［24］马丁·佩恩. 叙事疗法［M］. 北京：中国轻工业出版社, 2012: 8.

［25］申张顺，齐惠军，许宁，等. 走进病人的真实世界：一场临床思维的革

命——读"临床判断：基于病人的真实世界"有感［J］. 医学与哲学，2020, 41(3): 17−20+33.

［26］ Vromans L P, Schweitzer R D. Narrative therapy for adults with major depressive disorder: improved symptom and interpersonal outcomes［J］. Psychother Res, 2011, 21(1): 4−15.

［27］詹姆斯·彭尼贝克. 书写的疗愈力量［M］. 北京：机械工业出版社，2018: 9.

［28］ Mavranezouli I, Megnin−Viggars O, Daly C, et al. Research review: psychological and psychosocial treatments for children and young people with post−traumatic stress disorder: a network meta−analysis［J］. J Child Psychol Psychiatry, 2020, 61(1): 18−29.

［29］周志英. 叙事疗法对抑郁症的康复作用［J］. 中国实用神经疾病杂志，2011, 14(23): 46−47.

［30］吴远，徐霄霆. 书写表达在微笑型抑郁中的适用性分析［J］. 中国健康心理学杂志，2014, 22(1): 146−149.

［31］ Pennebaker J W, Colder M, Sharp L K. Accelerating the coping process［J］. J Pers Soc Psychol, 1990, 58(3): 528−537.

［32］陈静珊，彭东泳，梁耀彬，等. 广州市地区大学生微笑型抑郁症的调查分析［J］. 中华全科医学，2009, 7(2): 191−193.

［33］姜彩芬. 面子文化产生根源及社会功能［J］. 广西社会科学，2009, 3: 116−120.

［34］ Moore S D, Brody L R, Dierberger A E. Mindfulness and experiential avoidance as predictors and outcomes of the narrative emotional disclosure task［J］. J Clin Psychol, 2009, 65(9): 971−988.

［35］ Lepore S J, Greenberg M A, Bruno M. Expressive writing and health: self−regulation of emotionrelated experience［J］. Encyclopedia of Behavioral Medicine, 2002: 108−109

［36］郝丽平，黄振林. 论严歌苓的抑郁症与文学创作［J］. 华文文学，2015,

131(6): 82−88.

［37］尼古拉斯·玛扎.诗歌疗法理论与实践［M］.沈亚丹，帅慧芳，译.南京：
东南大学出版社，2013: 6.

［38］歌德.少年维特的烦恼［M］.上海：上海译文出版社，2010: 5−6.

［39］张慧真.抑郁使他走向死亡——浅谈歌德《少年维特之烦恼》［J］.湖
北经济学院学报（人文社会科学版），2017, 14(2): 107−109.

［40］张安祖.陆机《文赋》"诗缘情而绮靡，赋体物而浏亮"含义辨［J］.
求是学刊，2006, 6: 88−91.

［41］张一之.黄州苏轼思想嬗变论略［J］.江西社会科学，2001，z1: 35−39.

［42］王娜，解凤先，谭菲菲，等.医学生心理抑郁状况的调查研究［J］.实用
预防医学，2012, 19(3): 451−453.

［43］刘明娟，李然，肖海雁.医学生生命意义感和抑郁情绪的关系［J］.山
西大同大学学报（自然科学版），2012, 28(6): 37−39.

［44］Cameron L D, Nicholls G. Expression of stressful experiences through
writing: effects of a self−regulation manipulation for pessimists and optimists
［J］. Health Psychol, 1998, 17(1): 84−92.

［45］Gabel S. The draw a story game: An aid in understanding and working with
children［J］. Arts in Psychotherapy, 1984, 11(3): 187−196.

［46］龚高昌.身体锻炼及不同锻炼形式对抑郁患者的疗效［D］.重庆：西南
大学，2007.

［47］曾强，李乐，唐双阳，等.某高校大学生抑郁症影响因素和预防途径分
析［J］.实用预防医学，2006, 13(6): 1412−1413.

［48］韦耀阳，罗四清，杜茜.文学治疗在大学生心理治疗中的应用［J］.当
代经济，2008, 5: 114−115.

［49］叶舒宪.文学与治疗［M］.北京：社会科学文献出版社，1999: 287.

［50］叶舒宪.文学与治疗——关于文学功能的人类学研究［J］.中国比较文学，
1998, 2: 88−100.

［51］Rodríguez Vega B, Bayón Pérez C, PalaoTarrero A, et al. Mindfulness−

based narrative therapy for depression in cancer patients［J］. Clin Psychol Psychother, 2014, 21(5): 411-419.

［52］Clifford M E, Nguyen A J, Bradshaw C P. Emotion processing associated with aggression in early adolescents: A focus on affective theory of mind［J］. Aggress Behav, 2021, 47(2): 173-182.

［53］王京京, 于宏. 军校大学生抑郁与人格特征的相关研究［J］. 黑龙江教育学院学报, 2007, 26(7): 50-52.

［54］Ullrich P M, Lutgendorf S K. Journaling about stressful events: effects of cognitive processing and emotional expression［J］. Ann Behav Med, 2002, 24(3): 244-250.

［55］Fujita F, Diener E, Sandvik E. Gender differences in negative affect and well-being: the case for emotional intensity［J］. J Pers Soc Psychol, 1991, 61(3): 427-443.

［56］刘琰, 谭曦, 李扬, 等. 大学生抑郁情绪现状及影响因素分析［J］. 中华全科医学, 2015, 13(1): 91-93.

［57］Pennebaker J W, Beall S K. Confronting a traumatic event: toward an understanding of inhibition and disease［J］. J Abnorm Psychol, 1986, 95(3): 274-281.

［58］曾洪伟. 文学治疗的新阶段与新景观——试论网络语境下的文学治疗［J］. 宁夏大学学报(人文社会科学版), 2008, 30(2): 79-83.

［59］叶舒宪. 文学与治疗［M］. 北京: 社会科学文献出版社, 1999: 204.

［60］申西. 基于阅读疗法的大学生心理问题治疗研究［D］. 重庆: 西南大学, 2009.

［61］章琴, 刘家僖, 陈楚文, 等. 抑郁情绪对主观幸福感的影响: 心理弹性的中介作用［J］. 卫生职业教育, 2020, 38(7): 111-114.

［62］武淑莲. 痛苦: 生命的最高颜色——中国现代作家苦闷期创作与文学的"治疗"作用［J］. 唐山师范学院学报, 2001, 6: 30-34.

［63］武淑莲. 宗教情怀: 人生烦恼的清凉剂——许地山、丰子恺创作的归依

体验及其治疗作用［J］. 宁夏师范学院学报, 2004, 25(2): 28-31.

［64］王立新, 王旭峰. 传统叙事与文学治疗——以文革叙事和纳粹大屠杀后美国意识小说为中心［J］. 长江学术, 2007(2): 69-74.

［65］郭晓萍, 曹美嫦, 曾满萍, 等. 叙事疗法对晚期癌症患者希望水平及心理状态的影响［J］. 湖南师范大学学报 (医学版), 2019, 16(5): 1-3.

［66］严天连, 杨宏飞. 压力对完美主义、抑郁、焦虑的中介作用［J］. 中国心理卫生杂志, 2012, 26(8):637-638.

［67］王宁杰, 王丽卿, 刘燊, 等. 医学生时间效能感及与负性情绪相关性分析［J］. 中国高等医学教育, 2021(5): 17-18.

［68］Ludwig A B, Burton W, Weingarten J, et al. Depression and stress amongst undergraduate medical students［J］. BMC Med Educ, 2015, 15: 141.

［69］通拉嘎. 大学生抑郁症的成因调查与预防策略［J］. 高等教育研究学报, 2009, 32(3): 15-17.

［70］曾洪伟. 文学治疗：大学生心理疾病防治新方法［J］. 教育评论, 2006, 3: 43-45.

［71］Puthran R, Zhang M W, Tam W W, et al. Prevalence of depression amongst medical students: a meta-analysis［J］. Med Educ, 2016, 50(4): 456-468.

［72］Quek T T, Tam W W, Tran B X, et al. The global prevalence of anxiety among medical students: a meta-analysis［J］. Int J Environ Res Public Health, 2019, 16(15): 2735.

［73］Waqas A, Khan S, Sharif W, et al. Association of academic stress with sleeping difficulties in medical students of a Pakistani medical school: a cross sectional survey［J］. Peer J, 2015, 3(5): 840.

［74］Dahlin M E, Runeson B. Burnout and psychiatric morbidity among medical students entering clinical training: a three year prospective questionnaire and interview-based study［J］. BMC Med Educ, 2007, 7: 6.

［75］Fawzy M, Hamed S A. Prevalence of psychological stress, depression and anxiety among medical students in Egypt［J］. Psychiatry Res, 2017, 255:

186−194.

[76] Brenneisen Mayer F, Souza Santos I, Silveira P S, et al. Factors associated to depression and anxiety in medical students: a multicenter study ［ J ］. BMC Med Educ, 2016, 16(1): 282.

[77] Wege N, Muth T, Li J, et al. Mental health among currently enrolled medical students in Germany ［ J ］. Public Health, 2016, 132: 92−100.

[78] Sun L, Sun L N, Sun Y H, et al. Correlations between psychological symptoms and social relationships among medical undergraduates in Anhui Province of China ［ J ］. Int J Psychiatry Med, 2011, 42(1): 29−47.

[79] Shi M, Liu L, Wang Z Y, et al. The mediating role of resilience in the relationship between big five personality and anxiety among Chinese medical students: a cross−sectional study ［ J ］. PLoS One, 2015, 10(3): e0119916.

[80] Abdel Rahman A G, Al Hashim B N, Al Hiji N K, et al. Stress among medical Saudi students at College of Medicine, King Faisal University ［ J ］. J Prev Med Hyg, 2013, 54(4): 195−199.

[81] Hashmat S, Hashmat M, Amanullah F, et al. Factors causing exam anxiety in medical students ［ J ］. J Pak Med Assoc, 2008, 58(4): 167−170.

[82] Zeidner M. Test anxiety: the state of the art ［ M ］. New York: Plenum Press, 1998.

[83] Naveh−Benjamin M, Hagit H, Mckeachie W J, et al. Individual differences in students' retention of knowledge and conceptual structures learned in university and high school courses: the case of test anxiety ［ J ］. Applied Cognitive Psychology, 1997, 11(6): 507−526.

[84] Khoshhal K I, Khairy G A, Guraya S Y, et al. Exam anxiety in the undergraduate medical students of Taibah University ［ J ］. Med Teach, 2017, 39(sup1): S22−S26.

[85] Sousa T V, Viveiros V, Chai M V, et al. Reliability and validity of the Portuguese version of the Generalized Anxiety Disorder(GAD−7) scale ［ J ］.

Health Qual Life Outcomes, 2015, 13: 50.

［86］Plummer F, Manea L, Trepel D, et al. Screening for anxiety disorders with the GAD−7 and GAD−2: a systematic review and diagnostic metaanalysis［J］. Gen Hosp Psychiatry, 2016, 39: 24−31.

［87］Quek T T, Tam W W, Tran B X, et al. The global prevalence of anxiety among medical students: a meta−analysis［J］. Int J Environ Res Public Health, 2019, 16(15): 2735.

［88］ Gerwing T G, Rash J A , Gerwing A , et al. Perceptions and incidence of test anxiety［J］. The Can J Scholarsh Tea, 2015, 6(3): 3.

［89］ Yusoff M S, Abdul Rahim A F, Baba A A, et al. The impact of medical education on psychological health of students: a cohort study［J］. Psychol Health Med, 2013, 18(4): 420−430.

［90］张东亮. 饶雪漫：永远 17 岁的"文字女巫"［J］. 伴侣, 2015, 9: 4−6.

［91］汪蕾. 大学语文阅读功能与大学生人文素养［J］. 江苏社会科学, 2010, S1: 174−176.

［92］林同华. 宗白华全集［C］. 合肥：安徽教育出版社, 1994: 217.

［93］王珂. 新时代诗歌疗法的原理、方法、目标与职责研究［J］. 河南社会科学, 2018, 26(11): 13−20.

［94］朱光潜. 诗论［M］. 北京：北京出版社, 2009: 4.

［95］尼古拉斯·玛札. 诗歌疗法在心理学中的地位：历史渊源与理论基础［J］. 帅慧芳, 译. 艺术学界, 2013, 2: 202−213.

［96］王珂. "治疗"是诗歌的一大功能（下）［J］. 名作欣赏, 2017, 2: 26−33.

［97］亚伯拉罕·马斯洛. 动机与人格［M］. 许金声, 译. 北京：中国人民大学出版社, 2013: 28.

［98］埃里希·弗罗姆. 健全的社会［M］. 王大庆, 译. 北京：国际文化出版公司, 2007: 221.

［99］田兆耀. 当代欧美诗歌疗法管窥——以尼古拉斯·玛札的理论为主［J］.

语文学刊, 2018, 38(2): 64-71.

[100] 尼古拉斯·玛扎, 帅慧芳, 沈亚丹. 诗歌治疗的实践模式与个体治疗[J]. 艺术学界, 2014, 2: 162-173.

[101] 朱光潜. 解读谈美书简[M]. 北京: 京华出版社, 2001: 10-13.

[102] 穆颖超, 郭慧芳. 大学生抑郁症的成因、干预及预防探究[J]. 才智, 2018, 11: 66+68.

[103] 张唯嘉. 在厄运中保持高贵的静穆——读普希金《假如生活欺骗了你》[J]. 语文建设, 2003, 5: 20-21.

[104] 白玉红. 以忠诚的名义——食指的《相信未来》赏析[J]. 名作欣赏: 鉴赏版（上旬）, 2007, 11: 115-118.

[105] 周法超. 大学生青春期抑郁症的成因及对策研究[J]. 科教导刊(中旬刊), 2017, 32: 176-177.

[106] 刘锋杰. 寻找感情的对应物——徐志摩爱情诗《偶然》与《云游》赏析[J]. 名作欣赏: 鉴赏版, 2013, 7: 48-51.

[107] 晏俊. 当你老了——叶芝与茅德·冈的曾经[J]. 当代电力文化, 2017, 9: 86-87.

[108] 刘广涛. 海子诗歌《在昌平的孤独》主题阐释[J]. 名作欣赏, 2014, 10: 17-19.

[109] 邰蓓. 抚慰生之伤痛——华兹华斯的《咏水仙》解读[J]. 名作欣赏: 文学研究（下旬）, 2009, 27: 120-122.

[110] Hill R M, Yaroslavsky I, Pettit J W. Enhancing depression screening to identify college students at risk for persistent depressive symptoms[J]. J Affect Dis, 2015, 174: 1-6.

[111] 李建. 抑郁倾向大学生情绪认知特点及生理指标变化研究[D]. 呼和浩特: 内蒙古师范大学, 2010.

[112] 田兆耀. 美国学界对电影疗法作用原理的探索[J]. 东南大学学报（哲学社会科学版）, 2019, 21(1): 116-122.

[113] 林静. 个人评价在大学生生活事件与抑郁情绪中的中介作用[J]. 中

国行为医学科学，2008, 17(1): 57-58.

［114］王纯，张宁．大学生抑郁情绪与归因方式和自尊的关系［J］．中国临床心理学杂志，2006, 14(6): 629-631.

［115］田兆耀，费蝶．电影：营造人格优势和幸福——基于《电影里的积极心理学》的归纳与引申［J］．电影评介，2017, 24: 58-61.

［116］周宗伟．浅析当代青年中"无厘头"文化的流行——以"大话西游"现象为例［J］．当代青年研究，2003, 1: 13-16.

［117］李日超，王莉，唐晓丽．人的存在与"漫威神话"——基于"存在"的分析心理学探究［J］．北京电影学院学报，2019, 5: 4-11.

［118］李雪洁．大学生心理咨询中立体动画片艺术治疗应用研究［D］．西安：西安理工大学，2018.

［119］燕玫，胡艳．"治愈系动画"的艺术特色和产业化之路［J］．大众文艺，2016, 9: 61-62.

［120］郑春，燕玫，胡艳．动画片的"治愈"作用：动画片类型及要素与个体情绪的关系［J］．中国健康心理学杂志，2015, 23(6): 936-941.

［121］李静．动画片《夏目友人帐》的"治愈"功能［J］．青年记者，2014, 2: 84-85.

［122］孟妍．动漫作品中的治愈系文化体现——以《夏目友人帐》为例［J］．赤子（上中旬），2014, 12: 45.

［123］吴琼，林进．论《夏目友人帐》中的日本美［J］．佳木斯职业学院学报，2018, 188(7): 93+95.

［124］彭诗云．温情治愈系动画创作模式研究［D］．无锡：江南大学，2014.

［125］朱中伟．《东京喰种》暴力内容解析［J］．新闻世界，2015, 4: 173-174.

［126］McArdle S, Byrt R. Fiction, poetry and mental health: expressive and therapeutic uses of literature［J］. J Psychiatr Ment Health Nurs, 2001, 8(6): 517-524.

［127］王鹏翔，凤卓．价值引领：影视艺术鉴赏课程中的人文素养教育——以日本动漫电影《千与千寻》为例［J］．遵义师范学院学报，2018, 20(3):

168−171.

［128］郜芸. 浅谈动画设计中的情感元素——以动画影片《超能陆战队》中"大白"人物为例［J］. 大众文艺, 2015, 13: 193.

［129］何红乐. 动之时, 静之间——论《秒速五厘米》［J］. 大众文艺, 2013, 16: 18.

［130］黄露平. 蓦然回首, 那人已无处可寻——《秒速五厘米》影评［J］. 戏剧之家, 2013, 9: 116.

［131］欧阳友权. 中国网络文学二十年［J］. 文艺论坛, 2018, 1: 32−41.

［132］竺立军. 我国青年群体的网络文学消费动机研究——基于显示性需要理论视角［J］. 中国青年研究, 2019, 275(1): 100−106.

［133］崔庆霞, 王在翔. 大学生抑郁现状调查及影响因素研究［J］. 中国卫生事业管理, 2014, 31(8): 629−630+633.

［134］钟意, 周辉, 萧文泽, 等. 大学生抑郁危险因素的 Logistic 回归分析［J］. 现代预防医学, 2007, 8: 1438−1440.

［135］李谷静. 文学作品审美赏析对大学生抑郁症状和焦虑症状干预的实验研究［D］. 重庆：西南大学, 2007.